魅せるプレゼンテーションのための
歯科臨床写真の撮り方

中川雅裕　丹野 努　上妻和幸
菊地康司　松本圭史　伊藤和明 著

医歯薬出版株式会社

This book is originally published in Japanese
under the title of :

MISERU PUREZENTESYON NO TAMENO SHIKARINSYOSYASHIN NO TORIKATA
(Dental Photography-Create an Enchanting Presentation)

NAKAGAWA, Masahiro et al.

NAKAGAWA, Masahiro
    Nakagawa Dental Clinic

© 2019 1st ed.

ISHIYAKU PUBLISHERS, INC.
    7-10, Honkomagome 1 chome, Bunkyo-ku,
    Tokyo 113-8612, Japan

序　文

　日々の臨床において写真撮影を行う意義はいくつか考えられるが，筆者をはじめとする執筆者全員のコンセンサスとして，「単なる記録」と「さらなる記憶（アート）」という2つの側面が存在すると考えている．

　本書を手にしている方は，日常臨床において既に口腔内写真撮影を経験されている方も多いと思われるが，もしかしたら，SNSや講演会，商業誌などで目にする数々の美しい臨床写真を目にし，「どうしたらあのような写真が撮れるのか？　その秘密に触れたい！」と思われている方も少なくないだろう．

　本書は平成29年から1年間にわたり『歯界展望』に連載された内容をベースとし，加筆を含む再編がなされた書籍である．これまで出版されてきた写真関係の書籍は，主にスタッフを含むチーム全体の底上げを目的とした内容が多かったように思えるが，本書は「より効果的なプレゼンテーションのための写真撮影」にスポットを当てた，まさにこれから写真撮影を勉強していきたい歯科医師向けの構成となっているところがこれまでの書籍とは一線を画していると考えている．

　筆者が最初に勤務したクリニック，数年を経て戻った実家の歯科医院，どちらも今では考えられないくらい忙しく，診療の合間に写真撮影などを行う余裕は皆無であった．その後，さまざまな学会や研修会などへ参加するようになり，改めて写真撮影の重要性を痛感し始めたのが約20年前である．国内外の著名な歯科医師らのプレゼンテーションを目の当たりにする度に，「同じ内容でも，写真の見せ方によって観る者へ与えるインパクトが変わり，当然評価も変わる」と感じるようになるまでそれほど長い時間を要さなかった．「医療にアートなどは必要ない！」と考える貴兄もいらっしゃるとは思うが，われわれにとって晴れの舞台となる発表や講演の場，すなわち，体裁の整った"場"にTシャツや短パンなどで参加する人がいるだろうか？　これら最低限の礼節に加えて，お洒落という感覚も必要ではないだろうか？

　日々苦楽をともにする5-D Japanの仲間達との共同執筆である本書を通して，読者の方々の写真に対するより深い理解と，そして感性に訴えることができれば幸いである．

令和元年8月吉日　中川雅裕

魅せるプレゼンテーションのための
歯科臨床写真の撮り方

CHAPTER 00 魅せる臨床写真とは ……… 7

I 機材編

CHAPTER 01 撮影機材の選択　丹野 努 ……… 16

どのようなカメラを選べばよいのか？／どのレンズを選べばよいのか？／フラッシュは何を揃えればよいのか？／必要な周辺機材は？／まとめ

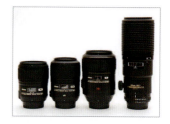

CHAPTER 02 機材の設定　丹野 努 ……… 30

カメラの設定／フラッシュの設定／基本の設定〜固定値と変動値〜／まとめ

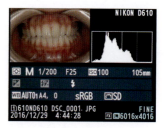

II 撮影編

CHAPTER 01 資料採得　菊地康司 ……… 42

規格写真とは／機材と設定／適切な口腔内規格写真とは／正面観の重要性／失敗の原因を探る／より詳しい口腔内の記録／まとめ

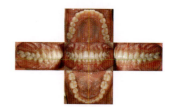

CHAPTER 02 処置中の口腔内写真撮影　中川雅裕 ……… 56

処置中に写真撮影を行う必要性／処置中の写真撮影の要件／処置中の撮影を確実なものとする機材選択とセッティング／術中写真撮影における各カメラセッティングの具体例／周辺器具の活用の仕方／おわりに〜読者へのメッセージ

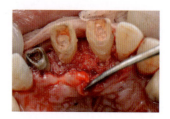

CONTENTS

CHAPTER 03 シェードテイク　　伊藤和明・菊地康司 ……… 68

色とは／色の3つの要素／機材の準備／カメラとフラッシュの設定／撮影前の準備／シェードテイクの実際／前歯における複数歯のシェードテイク／臼歯部のシェードテイク／まとめ

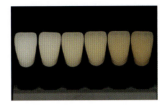

CHAPTER 04 補綴物の撮影　　松本圭史 ……… 78

補綴物を撮影する必要性／補綴物を撮影するうえでの準備／実際の撮影方法／補綴物を撮影するうえでの臨床的ポイント／咬合器の撮影〜被写体との距離が遠い場合〜／まとめ

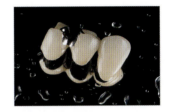

CHAPTER 05 前歯部の審美性を重視した撮影　　丹野　努 ……… 92

前歯部の撮影とは／前歯部の撮影の種類／コントラスターを用いた上顎前歯部の撮影／審美領域における撮影の構図／マクロレンズの焦点距離による違い／光を制する者は写真を制す！／水分のコントロール／アドバンステクニック／まとめ

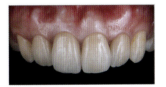

CHAPTER 06 顔貌写真の撮影　　上妻和幸 ……… 106

規格性のある顔貌写真の撮影／ポートレート撮影／口唇撮影／まとめ

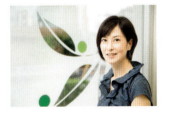

CHAPTER 07 特殊写真の撮影　　松本圭史・上妻和幸・伊藤和明 ……… 126

撮影機材／撮影方法／まとめ

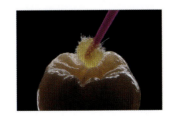

CONTENTS

III 活用編

CHAPTER 01 写真の補正　松本圭史 ……… 134

写真の補正と加工／補正ソフト／画像の保存形式／
Photoshop での現像／Photoshop での補正／まとめ

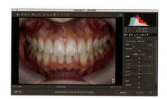

CHAPTER 02 プレゼンテーションの作り方
～撮影した写真を効果的に用いる方法　中川雅裕 ……… 144

プレゼンテーションにおける写真の具備すべき条件／プレゼン
テーションに整合性をもたせるための補正／まとめ

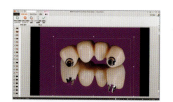

COLUMN

Canon VS Nikon	丹野　努	18
カミソリマクロ	中川雅裕	67
どこまでの演出が許されるのか？	丹野　努	105
ポートレート撮影における背景	上妻和幸	123
背景を削除するときの注意事項	中川雅裕	154

臨床写真 Q&A ……… 156

索引 ……… 158

CHAPTER 00 魅せる臨床写真とは

　近年のセミナーや講演会では，以前にも増してきれいなスライドや美しい写真が提示され，それらに目を奪われることが多くなったように感じる．特に海外の学会や演者の講演などでは，あたかも映画を観ているかのような感覚に捉われることもある．学術の研鑽の場においては記録写真のみでも良いかもしれないが，人間は感情の生き物であり，このような美しい臨床写真に心を奪われる．

　それでは，臨床写真になぜ人は魅せられるのであろうか？　たとえば，特殊なフラッシュなどを使わずとも，常に同じ構図と明るさで長年経過を追っているような臨床写真には心が揺さぶられるであろう．そのような臨床写真を撮るには，多くのこだわりが必要となり，その歯科医師の臨床に対する熱意が写真からも伝わってくる．同じカメラやレンズ，セッティングで撮影したとしても，同じ臨床写真が撮れるわけではなく，水分や血液のコントロールといったことも必要不可欠となる．忙しい臨床のなかで，それらをコントロールして長期にわたって撮影するのはかなり骨が折れる作業と言える．その治療内容を記録としてしっかりと残したい，より良くみせたいという術者の情熱が必要であり，ある程度で妥協したい衝動に駆られながらも，妥協せずに行うことで写真に魂が込められる．そして，それらは臨床写真を通してみている人にも伝わるのである．

　すなわち，臨床写真はその歯科医師の仕事の記録であり，歯科医師人生そのものであると言っても過言ではない．常に規格性のある臨床写真を撮っている歯科医師をみると，その真面目で実直な仕事に対する姿勢がうかがいしれる．アート性に富んだ美しい写真をみると，その歯科医師の感性豊かな仕事ぶりが伝わってくる．逆に，構図が曲がっていたり，ピントが合っていない写真が提示されると，そういうことは気にしない，あるいはその症例に対する熱意がない歯科医師と判断されてしまうかもしれない．つまり，自分の歯科医師人生を表しているのが臨床写真であり，その臨床写真にその人の仕事に対する姿勢や情熱を重ね合わせることで，人はその臨床写真に魅せられるのである．

　Chapter 0では，筆者らの想い入れのある臨床写真を提示し，読者の先生方が魅せる臨床写真を撮ろうとするモチベーションの一助となれば幸いである．

（丹野　努）

Vol. 01

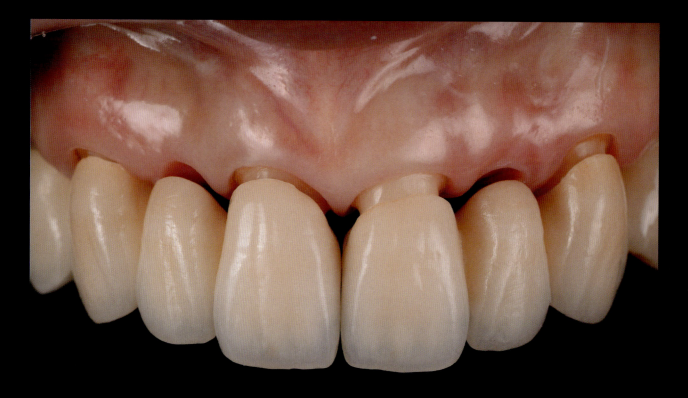

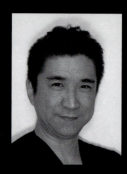

中川雅裕
Masahiro Nakagawa

略　歴
1992年　東京医科歯科大学歯学部卒業
1995年　医療法人中川歯科医院（東京都八王子市）勤務〜現在 理事長

■ 撮影機材

- Nikon D610
- SIGMA MACRO 105 mm F2.8 EX DG OS
- Nikon R1C1
- LumiQuest Ultrasoft

　65歳，女性．旧補綴物の審美障害および新製を希望して来院．隣在歯の評価を行い，両側側切歯をポンティックとする3ユニットブリッジを2つ製作することとした．

　2|は硬軟組織の萎縮を伴う欠損顎堤のため，結合組織移植で組織増大．|2は歯根破折のため抜歯を行い，顎堤維持のために骨補填および結合組織移植を行った．

　プロビジョナルにて軟組織の形態付与を行い，通法どおり形成して印象後，ブリッジ試適時の写真である．組織増大が功を奏し，審美性と清掃性が確保されている．ペリオ系の歯科医師として，歯周組織の整備が最も大切なことを伝えたい想いを表現した1枚．

Vol. 02

CHAPTER 00 魅せる臨床写真とは

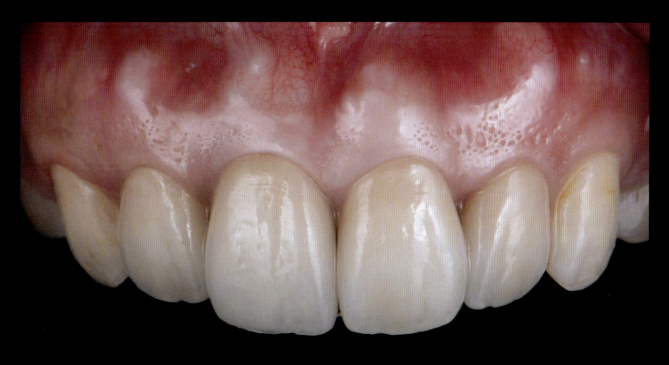

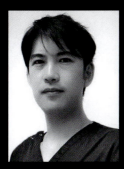

丹野 努
Tsutomu Tanno

略歴
1999年　北海道大学歯学部卒業
2006年　丹野歯科医院(栃木県小山市)院長

■ 撮影機材

- Nikon D850
- Nikon Micro Nikkor 105 mm
- Nikon R1C1
- LumiQuest Big Bounce

　28歳，女性．1|の欠損を主訴に来院．Angle II級1類の不正咬合を有していたため，PAOOを伴った矯正治療後，インプラント治療を計画．PAOOとともにGBRを行った後，サージカルガイドを用いてフラップレス手術を行ったことで，大きな外科処置を最小限にとどめることができた．

　写真は，15°ほど斜め上方から撮影することで，下に適度な凸となる切端ラインを再現した．歯の表面は適度に乾燥させ，補綴物のテクスチャーや内部構造がわかるようにし，鼓形空隙には自然感を再現するため水分を含ませた．歯肉部は乾燥させ，そこに柔らかく広い光を当てることによりスティップリングを強調させた．歯槽粘膜部の毛細血管もリアルに再現されている．

9

Vol. 03

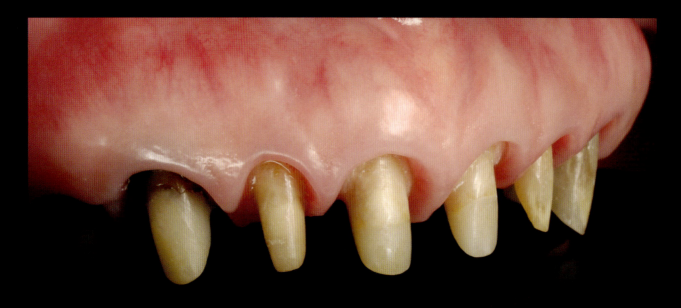

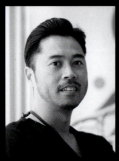

上妻和幸
Kazuyuki Kouzuma

略　歴
1997年　日本歯科大学卒業
2007年　こうづま歯科医院（神奈川県横浜市）開業

■ 撮影機材

- OLYMPUS E300
- OLYMPUS TF22
- OLYMPUS ZUIKO DIGITAL ED 50mm F2.0 Macro

　60歳，女性．審美的要求が非常に高く，人生の終活として今回の治療で生涯最後の歯にしたいという主訴で来院．全顎24本の支台歯形成から27本の審美補綴に至る大掛かりなケースであった．

　プロビジョナルレストレーションをチェアサイドにて細かく試行錯誤する日々も終盤に差し掛かり，歯肉の形態が整った頃合いで撮影した1枚．歯間乳頭の立ち上がり，サブジンジバルカントゥアや支台歯形成の仕上げなど，本ケースに対する想いが写し込めたと感じている．

　本ケースをきっかけに，ポートレートの撮影を始めるなど，より良く魅せる臨床写真の撮影を行うようになった，想い入れの1枚である．

Vol. 04

CHAPTER 00 魅せる臨床写真とは

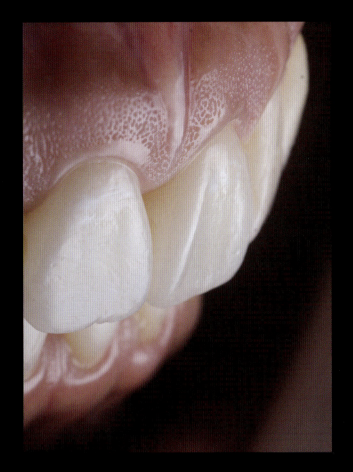

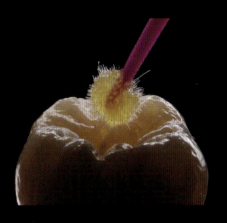

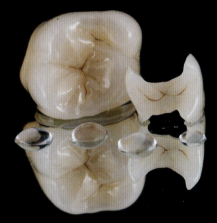

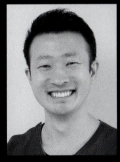

松本圭史
Yoshifumi Matsumoto

略 歴
2005年　日本大学歯学部卒業
2015年　松本デンタルオフィス（東京都東大和市）開業

■ 撮影機材

- Canon X8i
- Yongnuo Speedlite YN560 IV
- Canon Macro Ring Lite MR-14EX
- TAMROM 90 mm MACRO
- Nikon D600
- Nikon AF Micro-Nikkor 60 mm
- Nikon Wireless Remote Speedlight SB-R200

　左の写真はフラッシュにディフューザーをつけて撮影を行った．フラッシュに工夫を施すことで光が柔らかくなり，白飛びが起きにくく，歯の表面性状やスティップリングが細部まで表現されている．

　右上の写真はボンディングを塗布する瞬間を表現している．リングフラッシュを後方から当て，かつ少し暗めの露出にすることで，臼歯部咬合面の細かい凹凸が表現されている．

　右下の写真は補綴物の美しさを表現したものである．口腔内撮影用ミラーの上に補綴物を置き，ワイヤレスのフラッシュをボックス内の左右に配置し，バウンスさせて撮影を行っている．

　このように，フラッシュを工夫するだけ（これが難しいのだが）で，幻想的な写真を撮影することができる．フラッシュの距離，位置によっても露出は大きく変わるので，何度も試してもらいたい．

Vol. 05

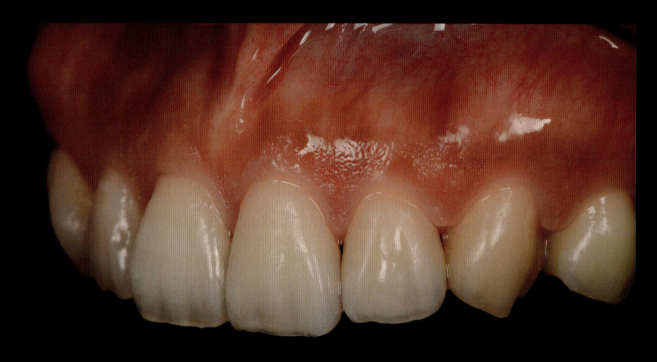

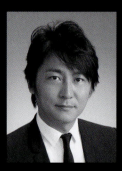

菊地康司
Koji Kikuchi

略　歴
2000年　明海大学歯学部卒業
　　　　明海大学付属病院補綴学講座入局
2007年　浦安ブランデンタルクリニック
　　　　（千葉県浦安市）開業

■ 撮影機材

- Nikon D800E
- Nikon AF-S VR Micro Nikkor 105 mm f/2.8 G IF-ED
- Nikon SB-R200
- LumiQuest LQ101

　35歳，女性．自転車で転倒し，|１２の歯冠が破折．患者との話し合いにより，|１２に対してポーセレンラミネートベニアによる修復を計画．マテリアルの特性を考慮した必要最低限のリダクションを行い，ラバーダム防湿下で確実な接着を行った．

　治療後5年が経過しているが，機能的な問題はなく，審美的にも患者はたいへん満足してくれている．

Vol. **06**

魅せる臨床写真とは **CHAPTER 00**

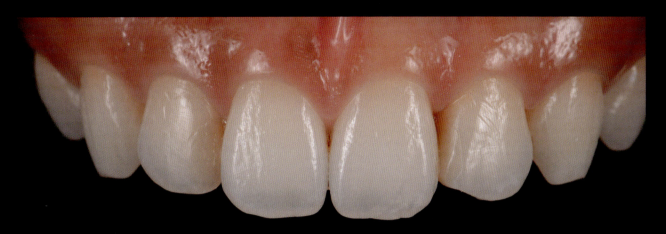

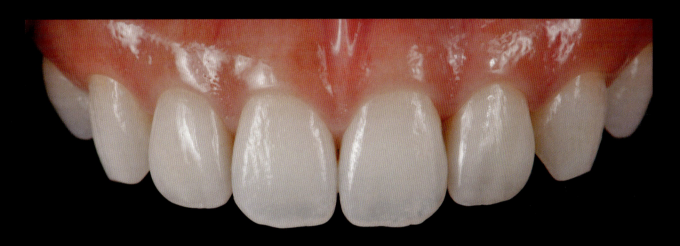

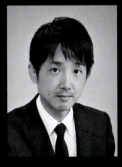

伊藤和明
Kazuaki Ito

略　歴
1998年　大分県歯科技術専門学校卒業
2011年　Bright dental arts（千葉県柏市）開業

■ 撮影機材

- Canon EOS 5D Mark Ⅲ
- Canon EF 100 mm F2.8L マクロ IS USM
- Canon マクロツインライト MT-26EX-RT

　20歳代，女性．2│2のコンポジットレジン充填に対する左右側での形態不正を主訴に，審美的回復を求めて来院．診断用ワックスアップにてファイナルの形態を決め，そこからリダクションの量を測り，ラミネートベニアの形成を行った．技工操作では，印象から耐火模型を製作してポーセレンの築盛，焼成，形態修正を行った．左右側での形態不正も審美的に改善されている．

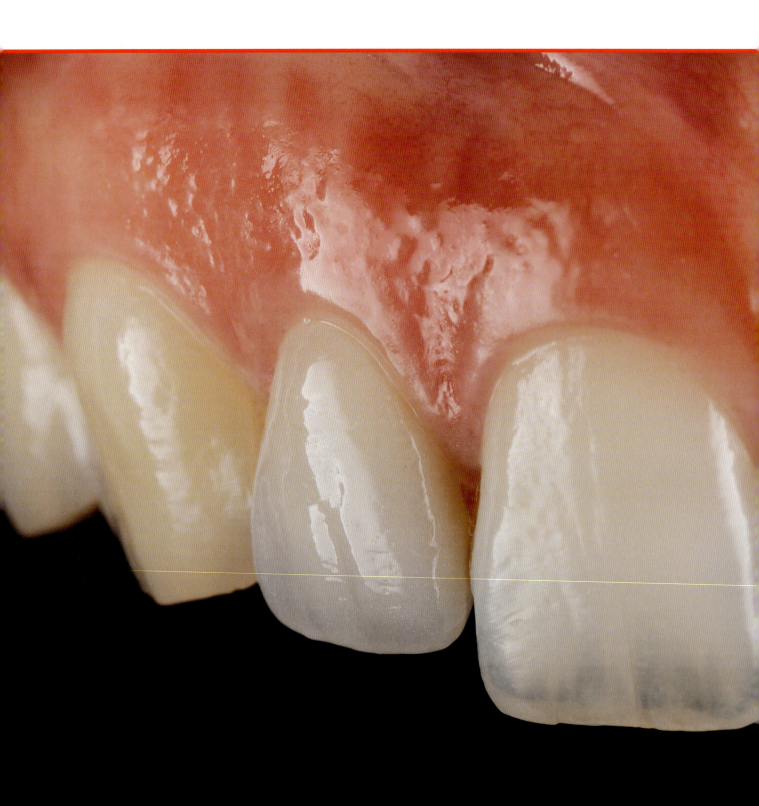

I 機材編

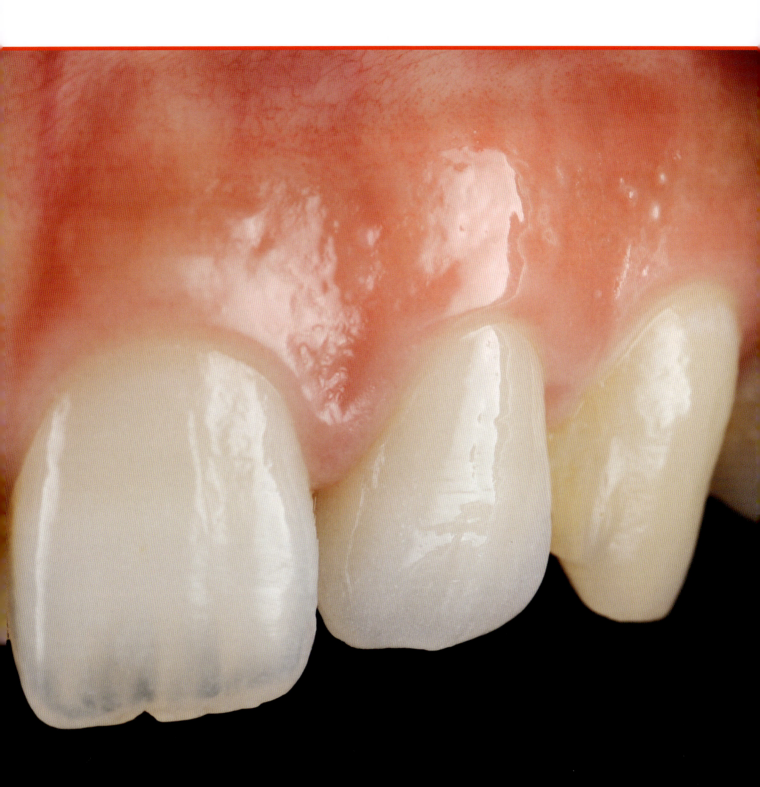

　機材編では，臨床写真を撮るために必要な機材とその設定について解説する．口腔内撮影用カメラとしてすでにフラッシュとレンズが組み合わされ，設定がなされているものも市販されているが，目的に合った機材を自身で揃えて設定したほうが安価なだけでなく，思い描いた写真を撮影できるであろう．また，設定については難しいと考えている人も少なくないが，臨床写真は診療室という限られた環境で撮影するため，一度設定してしまえば変更する項目は少ないことから，ぜひ自身で行えるようにしたい．

I 撮影機材の選択

機材編
CHAPTER 01

丹野 努　Tsutomu Tanno

　デジタル写真撮影を行ううえで必要な機材は，デジタルカメラ，レンズ，フラッシュなどの基本的な機材のほか，口腔内撮影用ミラー，リトラクターなどの周辺機材がある．Chapter 1では，初心者でも理解でき，上級者には知識の再確認ができるよう，機材の特徴を一つずつ紹介していく．

どのようなカメラを選べばよいのか？

　現在使われているデジタルカメラを大別すると，一眼レフカメラとコンパクトカメラに分けられる．両者の大きな違いは，一眼レフカメラはファインダーから覗いた像と撮影する像が同じなのに対して，コンパクトカメラには"ズレがある"ということである．その他の性能も一眼レフカメラのほうが大きく上回っており，適切な口腔内写真を得るためには一眼レフカメラを用いるべきである（表1）．

　メーカーが販売している一眼レフカメラのなかには，すでにレンズとフラッシュの組み合わせが決められてセッティングされているものもある．これらは「セッティングが楽」「規格写真が撮りやすい」「フラッシュの光量が安定している」といったようにメーカーごとに優れた特徴を有している．したがって，それらを用いても素晴らしい写真が

表1　一眼レフカメラとコンパクトカメラの違い

	一眼レフカメラ	コンパクトカメラ
写真の出来映え	優れている	一眼レフカメラより劣る
ぼけ味	ぼけがきれい	ぼけない
表現力	高い	表現力に限界がある
レンズ交換	可能	不可
価格	高価なものもある．レンズをそろえていくと，お金がかかる	安価
携帯性	大きくて，重い	小さくて，軽い

表2 Nikon製の一眼レフカメラの種類

クラス	製品	フォーマット	画素数	重量	価格	備考
ハイエンド	D5	FX	2,082万画素	1,415g	約75万円	Nikonの最上位機種．動きのある被写体が得意．歯科の臨床写真では機能を持て余す
	D850	FX	4,575万画素	1,005g	約40万円	Nikon最高画素数．静止した被写体が得意．ローパスフィルターがない．筆者は，審美部位には本機種を使用している
ミドル	D750	FX	2,432万画素	840g	約23万円	小さくて軽く，機動力が高い．D850とD610の間の性能
	D610	FX	2,426万画素	850g	約17万円	D850の廉価版．汎用性が高く，機能も十分なため，愛用者も多い
	D500	DX	2,088万画素	860g	約26万円	DX最高機種．D5のDX版．動きのある被写体が得意．歯科の臨床写真には持て余す性能
	D7500	DX	2,088万画素	720g	約14万円	静止した被写体が得意．ローパスフィルターがない．前歯部の撮影に本機種を愛用している人も多い．歯科技工士との連携などにはDXのほうが向いている
エントリー	D5600	DX	2,416万画素	465g	約9万円	Wi-Fi内蔵．初心者向き．軽くてスタッフ専用には良い
	D3500	DX	2,416万画素	415g	約6万円	初心者向き．軽くてスタッフ専用には良い

ハイエンドクラス，ミドルクラス，エントリークラスに分けられる．ハイエンドクラスのものは，連写機能，暗所での撮影機能に優れているが，歯科臨床においてはそれらの機能はあまり重要ではない．スタッフが撮影する場合には，重量等を考慮してエントリークラスでも良いが，一つ上の写真を撮りたいのであればミドルクラス以上のカメラが必要となる

撮れるであろう．ただし，本書の目的である"より応用性のある写真を撮影する"には，撮影者自身がカメラの特性や設定を理解することが必要であり，撮りたい写真に応じてカメラ，レンズ，フラッシュを自分で考えて購入し，セッティングできるように解説していく．また，自分で揃えたほうがコスト的にも安価になるという利点もある．

1 良いカメラは何が違うのか？

一眼レフカメラと言っても，数万円のものから数十万円するものまである．Nikonを例にとると，一眼レフカメラはハイエンドクラス，ミドルクラス，エントリークラスに分かれており，プロ仕様のものから初心者向けのものまでさまざまである（表2）．プロ仕様のカメラは，動いているものを撮るための優れた連写機能，暗いところでもしっかりと撮れる機能（高感度のISO）などが備わっている．しかし歯科臨床においては，静止している被写体を一定の光量下で撮影する場合が多いので，プロ仕様のものまでは必要ないかもしれない．

それでは，良いカメラを歯科臨床で用いた場合，何が違うのであろうか？　それは鮮鋭度である．鮮鋭度はシャープネスともいい，画像の境界の明瞭さや微細な部分の解像力を表す度合で，俗に画像の「キレ」とも言われる．具体的に言えば，鮮鋭度の高い写真とは，背景がぼけて，より被写体が際立って，より立体的に見える写真のことである．「すでに写真を撮っているが，撮りたい写真と何かが違う」と思っている方は，この鮮鋭度が違うのかもしれない．なお鮮鋭度はカメラだけでなく，レンズやフラッシュの性能・設定にも影響を受けるので，それらに対する理解も必要不可欠である．

COLUMN

Canon VS Nikon

　カメラの二大メーカーと言えばCanonとNikonであり,「どちらが良いのか？」といったことがしばしば議論の的となる．CanonとNikonは，車で例えるとメルセデスベンツとBMWのような存在で，お互いに特徴があるため甲乙つけがたい．結論から言うと，どちらでもしっかりとした写真を撮影できるが，両者には微妙な違いがある．

　両者の違いは色の表現で，Canonは記憶色，Nikonは記録色と言われることがある．記憶色とは多くの人がイメージとして記憶している色のことであり，記録色とは実際の色のことである．記憶色と記録色を比較すると，記憶色のほうが一般的にきれいだと思う色と言われている．たとえば,人の肌は実際よりも色白に記憶されていることが多い．したがって，Canonは実物よりもきれいに写り，Nikonは忠実に色を再現することに長けていると言えよう．色の具合としては,Canonは「Vivid」「Blue」で,Nikonは「Natural」「Yellow」とも言われている．また歯科領域に関して言えば，Canonは白が得意，赤が苦手で，Nikonは赤が得意，白が苦手と言われている．したがって，Canonは歯が得意で，歯肉が苦手，Nikonは歯肉が得意で，歯が苦手ということになるかもしれない（図A）．

　ただ実際のところは，Raw形式（Chapter 2参照）で撮影していけば，CanonのカメラでNikonっぽい写真にしたり，NikonのカメラでCanonっぽい写真にすることはできるので，どちらを選ぶかは結局，撮影者の好みなのかもしれない…

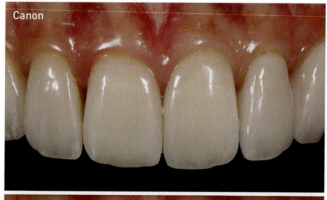

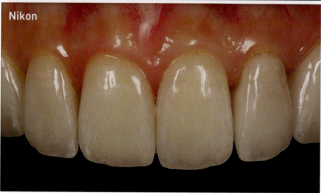

図A　CanonとNikonのカメラによる違い
　実際の色はNikonに近いが，Canonは実物よりもきれいに写る．ただし，Raw形式で撮影すれば，現像処理により写真の感じを近づけることは可能である

撮影機材の選択

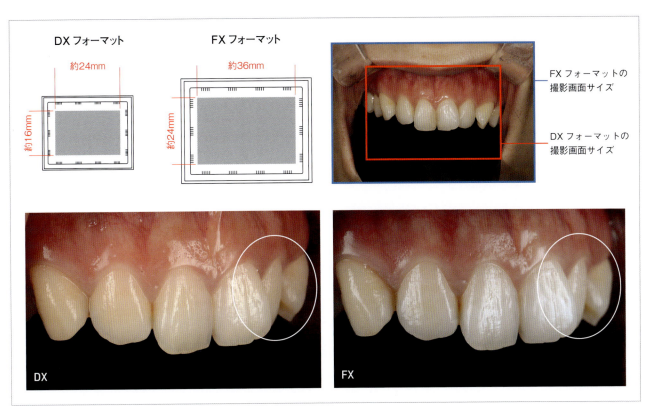

図1 DXフォーマットとFXフォーマットの違い
DXフォーマットは，フォーカスが合っている部分とぼけている部分の差がなく，全体的にまったりとした二次元的な写りになっている．一方，FXフォーマットはフォーカスが合っている部分とぼけている部分の差がはっきりしており，三次元的な写りとなっている．規格写真ではあまり差を感じないが，画像のキレが求められる写真においては差がでる

2 フォーマットの違い

　フォーマットとは，カメラの写しこむ画像の範囲のことであり，Nikonの一眼レフカメラにはFXフォーマットとDXフォーマットの2種類がある（CanonであればFXフォーマットはフルサイズ，DXフォーマットはAPS-Cサイズが相当．SONYやOlympusなどは異なる規格である．以下，本書ではNikonを例に解説する）．FXフォーマットは画像範囲が大きく，DXフォーマットは小さくなっており，広い範囲で撮影したい場合にはFXフォーマットのほうが，狭い範囲で撮影したい場合にはDXフォーマットのほうが適している．つまり，FXフォーマットのほうが広い範囲で撮影できるため，背景をぼかし，被写体を引き立たせる場合には有利である．一方，被写体を大きく撮りたい場合や，写真の隅までくっきりとしたものにしたい場合はDXフォーマットが適している（図1）．

　歯科臨床では，口腔内規格写真のように記録写真として隅までぼかさずに撮影したい場合にはDXフォーマット，背景をぼかして撮りたい部分を際立たせて撮影したい場合にはFXフォーマットが有利である．言い換えれば，DXフォーマットは二次元的な表現，規格された資料，FXフォーマットは三次元的な表現，芸術的な写真に適していると言える．

I 機材編

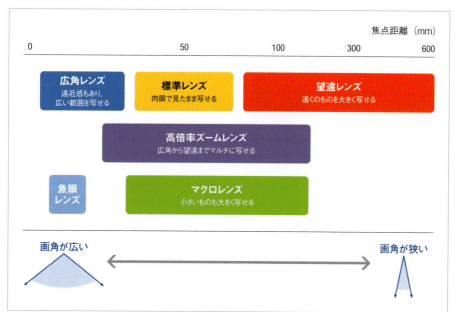

図2 レンズの種類
歯科臨床におけるほとんどの写真は，マクロレンズで撮影することができる．顔写真も設定によってはマクロレンズでも撮影可能である

3 歯科臨床で用いるカメラ

　口腔内規格写真においては，芸術的な写真よりも記録的な写真が求められるため，エントリークラスのDXフォーマットのもので十分である．DXフォーマットであれば，隅から隅まではっきりとした写真が撮れるだけでなく，カメラ本体の重量も軽いので女性のスタッフでも使用しやすい．

　一方，エントリークラスでは物足りなくなった場合や，より芸術的な写真を撮りたい場合には，FXフォーマットのものがお勧めである．理由は，エントリークラスよりも芸術的な立体感のある写真が撮れるからである．本書の目的である「よりアドバンスな口腔内写真が撮りたい」と考えている方には，このクラスがお勧めである．

どのレンズを選べばよいのか?

1 レンズの種類

　レンズの種類によって特徴は大きく異なり，広角レンズ，標準レンズ，望遠レンズ，高倍率ズームレンズ，魚眼レンズ，マクロレンズ（Nikonの場合はマイクロレンズという）などの種類がある（図2）．歯科臨床においては，顔貌以外の写真はマクロレンズを用いることが大半なので，ここではマクロレンズについて解説する．

　マクロレンズとは，小さいものを大きく写せるレンズのことで，昆虫や花のアップの撮影などはマクロレンズを使っている．レンズには，カメラのフォーマットに応じてDXフォーマット対応レンズとFXフォーマット対応レンズがあり，さらにカメラのメーカーに応じてCanon用とNikon用がある．シグマなどのレンズも装着できるが，それらもCanon用とNikon用で分かれている．

撮影機材の選択 CHAPTER 01

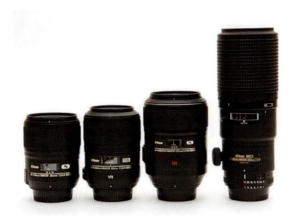

図3　Nikonのマクロレンズ
　焦点距離が60 mm，85 mm，105 mm，200 mmのものがある

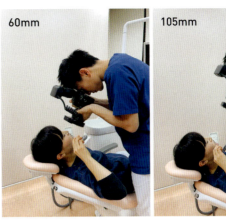

図4　レンズの焦点距離の違いによる被写体との距離感
　左：60 mmの場合，かなりの接写となり，前歯部以外の撮影には向かない
　右：105 mmの場合，ほどよい距離になり，使いやすい

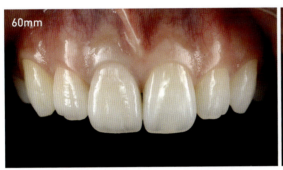

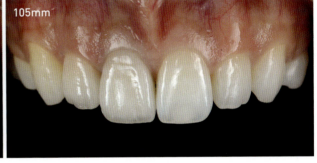

図5　レンズの焦点距離の違いによる撮影像の違い
　60 mmでは接写になるため，写真の辺縁が歪む．105 mmでは歪みが少ない．前歯部の 2+2 くらいを強調する場合には60 mm，3+3 を捉えたい場合には105 mmが有効である

2　歯科臨床に適したレンズ

　歯科臨床に用いるマクロレンズは，焦点距離によって分けられる．焦点距離とは，被写体からどのくらい離れて写真が撮れるかを表したもので，Nikonのマクロレンズには60 mm，85 mm，105 mm，200 mmがある（図3）．同じ被写体を同じ大きさで撮る場合，最も被写体に近づいて撮るのが60 mm，最も離れて撮るのが200 mmである．たとえば昆虫などを撮る場合は，逃げられないように遠くから撮るので，200 mmのマクロレンズが必要になる．しかし歯科臨床においては，焦点距離が限られているので，一般的な口腔内写真の場合，DXフォーマットのカメラであれば85 mm，FXフォーマットのカメラであれば105 mmくらいのレンズを用いれば問題ないと思われる（図4）．また，同じ被写体でも60 mmと105 mmでは写真の感じが大きく異なり，60 mmでは被写体にかなり近づくため，写真の端に収差という歪みを生じる（図5）．

I 機材編

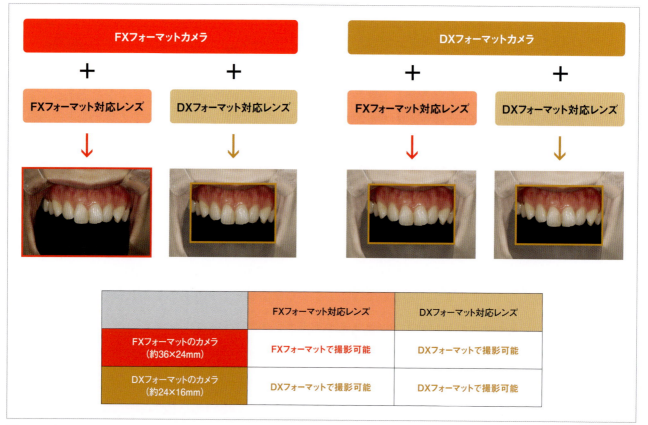

図6 FXフォーマットのカメラにFXフォーマット対応レンズを装着するとFXフォーマットで撮影できるが，DXフォーマット対応レンズを装着するとDXフォーマットでの撮影となる．
DXフォーマットカメラには，FXフォーマット対応レンズとDXフォーマット対応レンズの双方が装着できるが，FXフォーマット対応レンズを装着すると焦点距離が1.5倍換算になる（DXフォーマットカメラに，FXフォーマット対応の60 mmレンズを装着するとDXフォーマット対応の90 mmレンズを装着した場合と同じになる）

　ちなみに，DXフォーマットカメラにFXフォーマット対応レンズを装着すると焦点距離が1.5倍換算になる．たとえば，FXフォーマット対応レンズ60 mmをDXフォーマットカメラに装着するとDXフォーマット対応レンズ90 mmをDXフォーマットカメラに装着した場合と同じになる（図6）．

フラッシュは何を揃えればよいのか？

　口腔内写真の撮影に用いるフラッシュを大きく分けると，リングフラッシュとツインフラッシュの2種類になる（図7）．リングフラッシュは，レンズの先端に取り付ける円いリング型のフラッシュで，光が直線的で，奥まったところまで光がよく届く．口腔内写真の大半はリングフラッシュで行える．ただし，リングフラッシュでは光が前歯の正面に反射してしまうため，前歯部の撮影には向かない．

　ツインフラッシュは，リングの脇に取り付ける2つのフラッシュである．ツインフラッシュでは，光をサイドから当てることにより，歯の微細構造や立体感を出すことができるため，前歯部の撮影に適しているといえる．ただし，レンズと被写体のちょっとした距離の違いによって表現は大きく変わるので，注意が必要である（図8）．

CHAPTER 01 撮影機材の選択

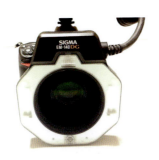 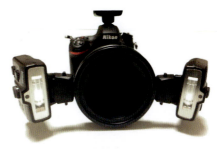

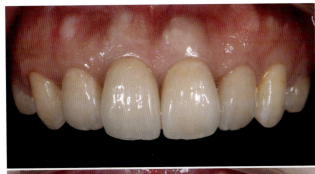 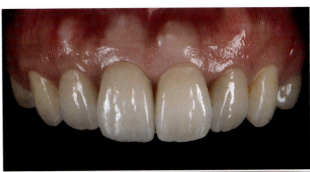

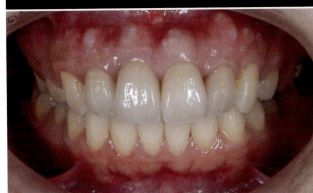 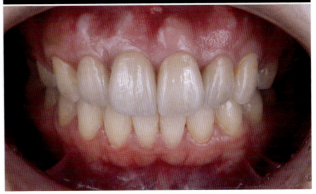

図7　リングフラッシュ（左）とツインフラッシュ（右）の違い
　　リングフラッシュで撮影すると，前歯部で光が反射してしまい，色調やテクスチャーを表現するのが難しいが，臼歯部まで光が届く．ツインフラッシュはサイドから光が入るため，隅角部に光が当たり色調やテクスチャーを再現できるが，臼歯部まで光が届かない．両者の使い分けが必要である．一般的には前歯の審美領域の撮影にはツインフラッシュが，前歯部以外の撮影ではリングフラッシュが適している

被写体間距離が長い　←　　　　　　　　　　　　　　　→　被写体間距離が短い

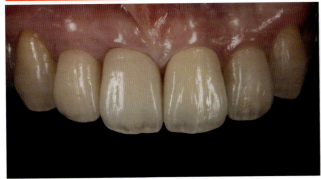 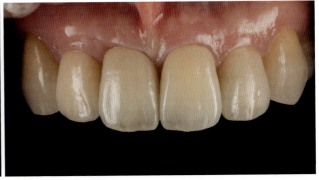

図8　ツインフラッシュの場合，同じ設定のフラッシュを使っても，レンズと被写体のちょっとした距離の違いによって表現は大きく変わる．遠ざけると全体を広く捉えることができ，近づけると歯の微細構造を捉えることができる

23

I 機材編

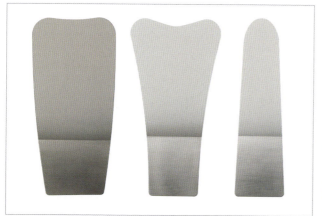

図9 咬合面観，側方面観，舌側面観など撮影部位に応じた，さまざまな形態のミラーがある（YDM）．また口の大きさによって，ミラーのサイズも使い分けたほうが良い

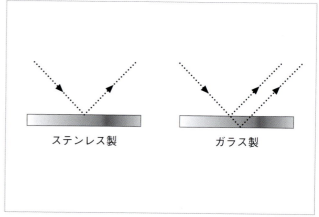

図10 ステンレス製ミラーとガラス製ミラーの違い
ガラス製ミラーはガラスの表面と底面で反射するため，像が二重に見えるゴーストという現象が起きてしまう

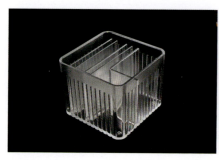

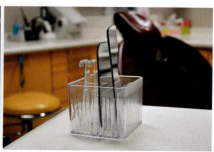

図11 口腔内撮影用ミラー保温容器（湯器ちゃんDX，サンフォート）
口腔内との温度差や湿気によりミラーが曇ってしまうことがあるが，あらかじめミラーを温めておくと曇りにくい．保温容器は1人で撮影する場合などに重宝する

必要な周辺機材は？

質の高い口腔内写真を撮るには，カメラやレンズ，フラッシュ以外にも，リトラクター，口腔内撮影用ミラー，コントラスターなどが必要になる．

1 口腔内撮影用ミラー

口腔内は頬や口唇に囲まれた狭い空間であるため，そのまま撮影すると光が入らず，画像が暗くなりやすい．そのため，さまざまな形態のミラーを用いて撮影する（図9）．特に側方面観などは，直接撮影するよりもミラーに反射させて撮影するほうが，光が拡散しやすくきれいな像となる．

（1）ミラーの種類

ミラーにはガラス製とステンレス製がある．ガラス製は，耐摩耗性に優れ，反射率も高いが，落とすと割れてしまうこと，ガラス表面と内部での反射により二重の像（ゴースト画像）が生じやすいといった欠点もある（図10）．ステンレス製は，ガラス製と比べると反射率が低く，表面に傷がつきやすいが，表面反射なのでゴーストが生じないこと，耐久性に優れていること，ガラス製よりも薄いため操作しやすいといった利点がある．

撮影機材の選択 01

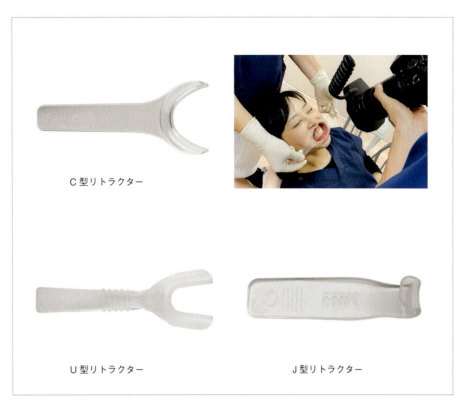

図12　リトラクター

ミラーは反射率が高いものほど，表面で光を吸収せずに反射するため，画像は明るく鮮明になる．そこで近年では，ガラス製ミラーの表面にクロム，チタンやロジウムをコーティングすることで，反射率を高くし，ゴーストが生じないものも発売されている．ただし，製品によっては写真の色味に影響するものもあるので，注意が必要である．

(2) ミラー使用時の注意点

ミラーは，口腔内に入れると温度差や湿気により曇ってしまう場合があるので，あらかじめ体温と同じ温度にミラーを温めておくとよい．ミラーを温める専用の機材もあるので，それらを使うと便利である（図11）．なお，ミラーが曇ってしまった場合はスタッフにエアをかけてもらう．

2 リトラクター

リトラクターには，口唇を側方に引くC型，より広く側方に引くU型，上唇を上に引くJ型がある（図12）．C型は汎用性が高く，口唇を左右に牽引するのに用いる．ただし，側方面観を撮影する場合，第一大臼歯までは写るが，第二大臼歯を写すのは難しい．U型は側方面観の撮影に優れているが，正面観の撮影には不向きである．また，頰が伸びにくい患者の場合は挿入もしづらい．咬合面観の撮影にC型のリトラクターを用いたものの，画像にリトラクターが写り込んでいる写真をよく見かける．筆者はこれを防ぐため，咬合面観の撮影にはJ型を用いている．J型は患者かスタッフに持ってもらう必要があるが，小型なので患者の負担も少ない．

なお，色付きのリトラクターもあるが，リトラクターが写真に写り込んでしまうこともあるので，透明なものが望まれる．

25

I 機材編

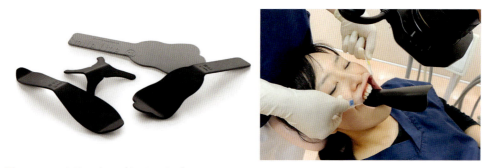

図13 コントラスター（Smile Line）

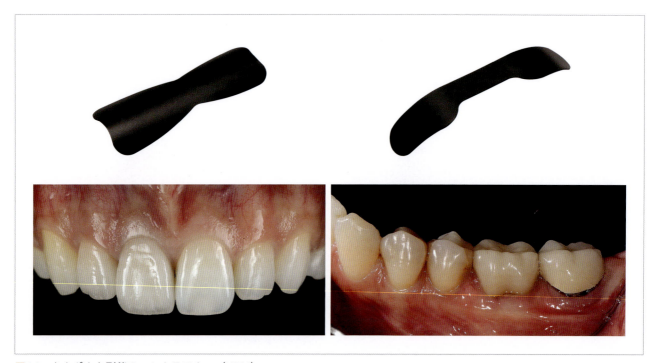

図14 さまざまな形態のコントラスター（YDM）
部位によって使い分けることが必要である

3 コントラスター

　コントラスターとは被写体の背景を黒くするための機材で，背景を黒くすることで被写体が明瞭に写るという利点がある（図13）．現在はスチール製のものが一般的であり，また，上顎前歯部だけでなく臼歯部や咬合面の撮影にも使用できるよう，さまざまな形態のものが販売されている（図14）．

　ただし，コントラスターを用いると，前歯の切縁のような透明性のある部位が多少暗くなってしまうため，プレゼンのスライドを白い背景にすると切縁部が少し不自然な感じの写真となってしまうので注意が必要である（Ⅲ編 Chapter 2 の Column 参照）．シェードテイクの際もやや切縁が暗くなってしまうため，コントラスターを入れたものと，入れていないもの両方の写真を撮っておいたほうが良い．

撮影機材の選択 CHAPTER 01

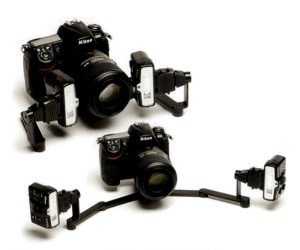

図15　PhotoMedブラケット（AG PAC）
フラッシュの位置を固定するうえで自由度が高い．日本でも購入できる

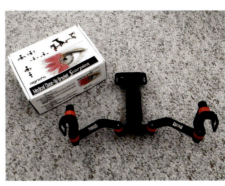

図16　Scorpionブラケット
被写体間距離に合わせてフラッシュを前側方に固定できる．イタリアのAgnosからインターネットで購入できる

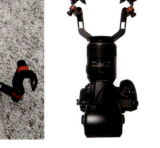

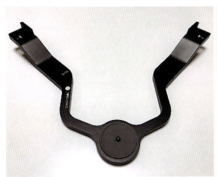

図17　Sacha Heinブラケット
Bio-EmulationグループのDr. Sacha Heinが考案したブラケット．インターネットで購入できる

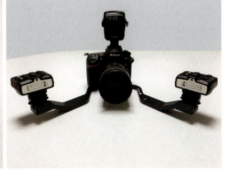

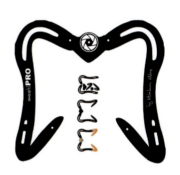

図18　Shoot like a Proブラケット
Dr. Miladinov milos考案のブラケット．撮影用DVDも販売されている

4　フラッシュブラケット

　フラッシュによる白飛びを回避しつつ被写体に光を当てるには，カメラのなるべく側方にフラッシュを位置づける必要がある．フラッシュブラケットはフラッシュの位置を理想的な位置に固定するのに用いる．日本で入手できるものとしてはPhotoMedのものがあるが，海外では多くの種類が販売されており，インターネットで注文できる（図15〜18）．

27

I 機材編

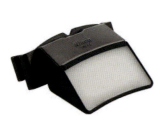
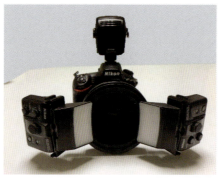

図19 R1C1用Nikon純正ディフューザー
純正の既製品で，常に同じ状態での撮影が可能である

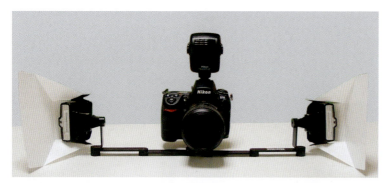

図20 バウンサー
フラッシュから出た強い光を一度反射させることにより，幅広く拡散させるために用いる

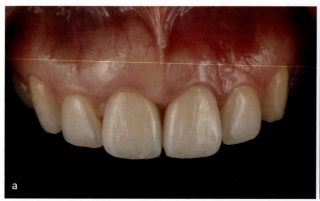
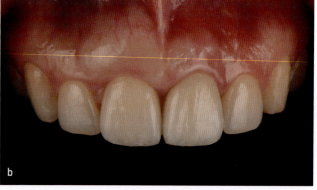

図21 バウンサーのみとバウンサー＋ディフューザー
バウンサーのみ（a）でも光はかなり柔らかくなるが，ディフューザーを加えるとさらにきめ細かくなる（b）

5 ディフューザー，バウンサー

　フラッシュの光を直接被写体に当ててしまうと，狭く強い光が当たるため，写真の白飛びの原因となる．ディフューザーはフラッシュから出た光を拡散させ，柔らかい光に変える機材である（図19）．バウンサーはフラッシュから出た光を反射させ，広い光に変える機材である（図20，21）．詳細についてはⅡ編Chapter 5を参照．

撮影機材の選択 CHAPTER 01

まとめ

　本章では，カメラ，レンズ，フラッシュ，周辺機材について解説した．カメラを自分で選択することにより，自由度の高い臨床写真が撮れるようになる．カメラはハイエンドクラスのものまでは必要ないかもしれないが，よりアドバンスな口腔内写真を撮りたいのであればミドルクラス程度のものは揃えておきたい．また，自分で選んで揃えたほうが費用もかなり安くなる．一つ上のクラスのカメラを揃えることにより，一つ上の写真が撮れるようになり，自らの臨床技術や患者とのコミュニケーションが向上され，日常臨床も楽しくなること請け合いである．

　自分でカメラを買うと「セッティングが不安」という話もよく聞くが，セッティングは理屈さえわかれば意外と簡単である．そこで，Chapter 2では機材のセッティングについて詳しく解説していきたい．

I 機材編 CHAPTER 02 機材の設定

丹野 努 Tsutomu Tanno

　カメラやレンズなどの機材を揃えても，思いどおりの写真が撮れないという話をよく耳にするが，それらの原因の多くはカメラやフラッシュの設定が誤っていることによるものである．設定と聞くと難しく思われがちであるが，スポーツ等で被写体が動く場合や暗所で撮影する場合などに比べると，歯科の臨床ではほぼ同じ条件で動かない被写体を撮影するため，理解さえしてしまえば設定自体はそれほど難しいものではない．

　そこで，Chapter 2では歯科の臨床写真を撮影する際に重要な設定にフォーカスして解説する．

カメラの設定

　よりよい臨床写真を撮るためには，カメラの設定に対する理解は必要不可欠である．「よい機材を揃えたけど，思っていたような写真が撮れない」という悩みの多くは，設定が適切になされていないことによるものである．また，あらかじめカスタマイズされたカメラのセットであったとしても，自分でカメラの設定を変更できれば，さらによい写真が撮れるようになるであろう．

1 絞り値

　絞り値（F値）とは，レンズを通ってセンサー上に写る像の明るさのことである．絞り値を変更することで，絞りの開き具合が変わり，レンズを通る光の量が変化し，画像の明るさや被写界深度が変わる．

(1) 画像の明るさ

　絞り値を大きい方向に1段階変えることを「絞り値を1段階大きくする」「絞りを1段絞る」といい，絞りの開口部の面積が1/2になり，画像素子上に写る像の明るさは1/2になる．たとえば，絞り値をF4からF5.6に絞ると，レンズを通る光の量は半分に減り，画像素子上に写る像も半分の明るさになる（図1，2）．

　Nikonのデジタル一眼レフカメラでは，絞り値を1/3段階ずつ変えることができる．口腔内を全体的に撮る場合にはF25くらい，部分的に撮る場合にはF22を目安に絞り値を調整すればよい．

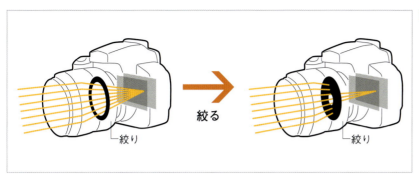

図1 絞り値を大きくすると,絞りの開口部の面積が狭くなり,通過する光の量が少なくなる

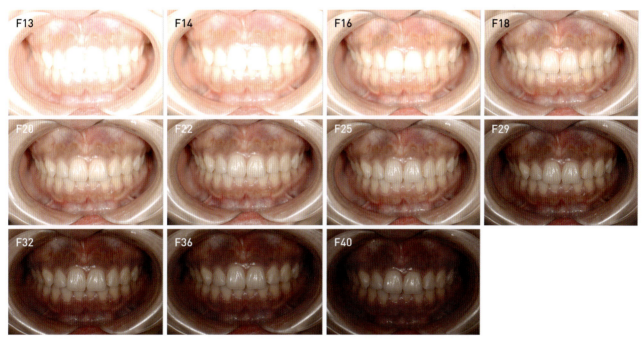

図2 絞り値を大きくすると画像は暗くなり,絞り値を小さくすると画像は明るくなる.多少の明るさの調節は絞り値の増減で行う.歯科の臨床写真においてはF 25前後で適正露出となるように他の項目を設定するとよい

(2) 被写界深度

　絞り値を変えると,ピントが合って見える範囲も変わってくる.絞り値を大きくするほど,ピントが合って見える範囲が広くなる.逆に,絞り値を小さくするほど,ピントが合って見える範囲は狭くなる.ピントを合わせた位置に対して,その前後のピントが合っているように見える範囲を「被写界深度」という.被写界深度が深い場合は中央から端までほぼピントが合っている状態になり,被写界深度が浅い場合は中央部のみピントが合っている状態になる.中央を強調したいのか,端までしっかりピントを合わせたいかで,被写界深度を選ぶとよいであろう(図3, 4).

I 機材編

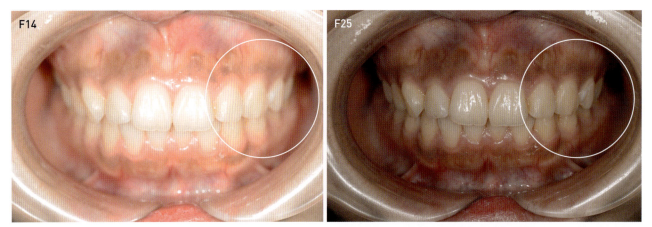

図3 被写界深度によってピントが合っている範囲が変わる．F25よりもF14のほうが被写界深度は浅く，ピントが合っている範囲が狭くなり，他の部位はぼやけてみえる

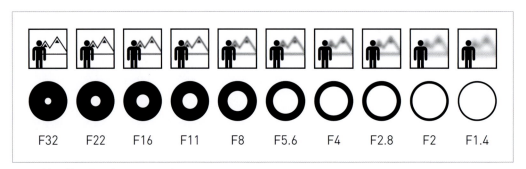

図4 絞り値と写り方のイメージ
絞り値を大きくすると，絞りの開口部が小さくなり，光の量が少なくて暗い画像となるが，被写界深度が深いため，全体的にピントがあった状態になる

(3) 絞り値の調整

　前述のように，絞り値によって画像の明るさは変わってくる．この現象を利用し，絞り値を調整して画像の明るさを調整するテクニックは，日常臨床でもよく用いられている．F25で撮影したところ，画像が明るすぎる場合はF32に，画像が暗すぎる場合はF22に変更するなどの微調整で写真の明るさを変える．このとき，被写界深度も多少変わるので，それが気になるようならばF25のままにしておき，フラッシュの光量や露出値を変える場合もある．

2 シャッタースピード

　シャッタースピードとはシャッターが開いている時間のことで，1秒，1/2秒，1/4秒……1/250秒，1/500秒のように表す．シャッタースピードを速くするとセンサーに光が当たる時間は短くなり，シャッタースピードを遅くするとセンサーに当たる時間は長くなる．そして，光がセンサーに当たる時間が長ければ写真は明るくなり，短ければ写真は暗くなる．

　シャッタースピードは動いているものを撮影する際には大きく影響するが，静止しているものが対象となる歯科臨床においてはあまり関係ない．ただし，シャッタースピードが遅いと手ぶれの影響が大きくなることや，環境光の影響もでることから，速いシャッタースピード（1/200～1/250）に設定しておいたほうがよいであろう（図5）．

機材の設定 CHAPTER 02

1/1000　1/500　1/250　1/125　1/60　1/30　1/15　1/8　1/4　1/2

図5　シャッタースピードと写り方のイメージ
シャッタースピードが速いと動きの瞬間を捉え，遅いと動きの流れを捉える．歯科の臨床写真においてはシャッタースピードをなるべく速い値に設定しておく

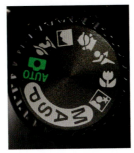

撮影モード	シャッタースピード	絞り値
M（マニュアル）	撮影者が決定	撮影者が決定
A（絞り値優先オート）	カメラが決定	撮影者が決定
S（シャッター優先オート）	撮影者が決定	カメラが決定
P（プログラムオート）	カメラが決定	カメラが決定

図6　撮影モード
Mモードでは撮影者がシャッタースピードと絞り値を設定しなければならないが，歯科臨床ではシャッタースピードは固定値なので，絞り値だけを調整すればよい

3　露出

　露出とは，センサーに光を当てることである．露出を調整することで，明るい屋外でも暗い写真に，暗い室内のような場所でも明るい写真にすることもできる．明るすぎず，暗すぎない丁度よい明るさの画像を適正露出という．一方，明るすぎる写真を露出オーバー，暗すぎる写真を露出アンダーとよぶ．

　写真の明るさを左右する露出は，前述した絞り値とシャッタースピードで決まる．シャッタースピードが速いと，シャッターが開いている時間が短くなるため，光がセンサーに当たる時間も短くなるので，暗い写真になる．また前述のように，絞り値を大きくすると，センサー上に写る像が暗くなる．つまり，絞り値とシャッタースピードの組み合わせでセンサーに光が当たる時間と量が決まり，写真の明るさも決まることになる．たとえば，絞り値を大きくすればセンサー上に写る像は暗くなるが，その分だけシャッタースピードを遅くすることで適正露出にすることができる．したがって，適正露出になる絞り値とシャッタースピードの組み合わせは何通りもある．

4　撮影モード

　撮影モードは露出モードとも呼ばれ，適正露出となるように各モードに合わせてカメラが絞り値やシャッタースピードを自動的に決める（図6）．Pモードは適正露出となるように，絞り値とシャッタースピードをカメラが自動的に決める．Sモードは，撮影者が選んだシャッタースピードに対して，適正露出となるような絞り値をカメラが自動的に決める．Aモードは，撮影者が選んだ絞り値に対して，適正露出となるようなシャッタースピードをカメラが自動的に決める．Mモードはマニュアル露出モードであり，絞り値もシャッタースピードも撮影者自身が選ぶため，写真の表現の幅が広がる．歯科臨床においてはMモードで撮影し，適正露出を得るテクニックを身に付けていくことが大切である．

I 機材編

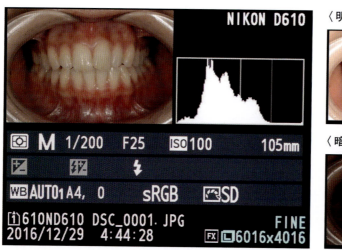
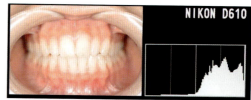
〈明るい成分が多い場合〉

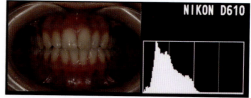
〈暗い成分が多い場合〉

図7 ヒストグラムと露出の関係
ヒストグラムが中央付近だと適正露出，右寄りだと露出オーバー，左寄りだと露出アンダーとなる

5 露出補正

　デジタル一眼レフカメラの場合，その場で撮影した画像を確認できるので，撮影した画像を見て，明るくしたければ＋側に，暗くしたければ－側に露出補正して撮影し直すことができる．なお，後述する記録形式がJPEG形式で撮影する場合は露出補正を使用することもあるが，RAW形式の場合は撮影後でも露出の調整ができる．

6 ヒストグラム

　露出が適正か否かを客観的に判断するものとしてヒストグラムがある．ヒストグラムとは，画像の明るさの分布を表したグラフのことで，横軸は明るさ，縦軸は明るさごとのピクセル数を示している（図7）．暗い画像ではヒストグラムの分布が左側に偏った形になり，明るい画像では右側に偏った形になる．ヒストグラムを参考にすることによって，撮った画像が露出オーバーなのか，それとも露出アンダーなのかを客観的に判断することができる．

7 ISO感度

　デジタルカメラの場合，ISO感度とはデジタルカメラが光を捉える能力を表している．デジタルカメラは暗い（光が少ない）ところでの撮影が苦手とされ，この理由はセンサーが光を感知することが難しいためと言われている．ISO感度を上げると，少ない光情報を増幅するので，暗いところでも撮影できるようになるが，ISOの値を上げていくとノイズが入り画像が粗くなるため，歯科臨床においてはISO感度をあまり上げずに撮影したほうがよいであろう（図8）．お勧めのISO感度は100〜200である．

機材の設定 CHAPTER 02

図8　ISO感度と画像のイメージ
ISO感度を上げると，暗いところでもフラッシュを使用せずに写真が撮れる反面，画像が荒れる．歯科臨床においてはISO感度をなるべく小さい値にしておく

8　フォーカス

フォーカスとは焦点のことで，ピントを合わせることをいい，オートフォーカスとマニュアルフォーカスの2種類がある．オートフォーカスとは，カメラが自動的にピントを合わせてくれる機能である．一方，マニュアルフォーカスでは，撮影者自身がピントを合わせる必要があるため，カメラの位置を動かしたり，レンズの倍率を調整したりしてピントを合わせなければならない．

マニュアルフォーカスでは，焦点距離を一定に保つことにより，常に同じ倍率で撮影でき，規格性のある写真が撮れる．ただし，熟練した撮影者が行わないとピントがぼける可能性がある．ピンボケした写真はプレゼンテーション等で使うのが難しく，またピンボケを修正することもできない．オートフォーカスのメリットはこのピンボケが防げる可能性が高いことであり，デメリットは常に同じ大きさで規格的に被写体を撮るのが難しいことである．

撮影者が熟練していてマニュアルでもフォーカスを合わせられるのであれば，マニュアルフォーカスで撮影するのが望ましい．一方，撮影者が熟練しておらずピンボケする可能性がある場合は，オートフォーカスで大きめに撮影して，後で写真を適正な大きさにトリミングするのがよいと思われる．

9　記録形式

記録形式とは，撮影した写真をどの形式で記録するかというもので，RAW，JPEG，TIFFなどがある．主に使用するのはRAW形式とJPEG形式が多いため，以下ではこの2つについて解説する（表1）．

RAW形式はセンサーから取り出されたままのデータを保存する．RAW形式ではカメラの各種設定値とは別に記録されるため，撮影した後から，画像の明るさや色味などを変更することができる．繰り返し画像の編集を行った場合でも画質の劣化はない．

JPEG形式は元画像を圧縮して保存する．圧縮とは画像にある処理を施して画像の情報を少なくし，ファイルサイズを小さくすることをいい，Fineは1/4，Normalは1/8，Basicは1/16に圧縮される．圧縮率が低くなるほど画質は良くなるが，ファイルサイズは大きくなる（図9）．またJPEG画像では編集するごとに画像が劣化していってしまう．

I 機材編

表1　記録形式

記録形式（拡張子）		圧縮	ファイルサイズ （D5000クラスの場合）	PCでの表示
RAW（.NEF）		ロスレス圧縮※ （上位機種は非圧縮がある）	64MB	Photoshop Lightroom
JPEG（.JPG）	Fine	約1/4圧縮	16MB	一般的なソフトで表示できる
	Normal	約1/8圧縮	8MB	
	Basic	約1/16圧縮	4MB	

RAW形式で記録しておけば，撮影後に画像を劣化させずに現像ができるが，ファイルサイズはかなり重くなる．普段はFineで撮影し，これはという写真だけRAW＋Fineで撮影するのがお勧めである
※圧縮前の状態に戻すことができる圧縮法

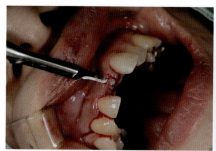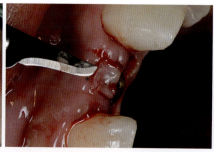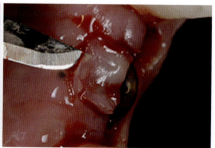

図9　Fineのように画像サイズが大きいと，写真を広く撮っておき，その後にトリミングを行ったとしても画質荒れが起きづらくなる．小さくトリミングしても画質が荒れないことを「トリミング耐性が高い」という．トリミング耐性はカメラの画素数と記録形式に依存する

10　ホワイトバランス

　被写体には太陽光，電球や蛍光灯の光などさまざまな種類の光が当たる．肉眼ではどの光も同じように無色透明のように感じるが，実は光の種類によって色がついており，デジタルカメラのセンサーはこの光の色の違いをそのまま出力するため，このままでは光の種類によって写真全体に色がついてしまうことになる（図10）．

　ホワイトバランスとは，被写体に当たる光の種類に応じて変わる色味を調整して，白いものを白に近い色に仕上げる機能である．通常，ホワイトバランスをAutoにしておくと，その性能によってはきれいな写真に仕上がるが，撮影者のイメージどおりにならないこともある．その場合はマニュアルで設定する必要があり，以下に示す3つの方法がある．

　1つめは，Autoの色温度を微調整しておく方法である．撮影した画像が青色寄りのときは黄色寄りに調整し，赤色寄りの画像のときは緑寄りに調整することにより，Autoでのわずかなずれを微調整することができる（図11）．

　2つめは，マニュアルで5,000～5,500Kに固定しておく方法である．ホワイトバランスをAutoにすると太陽光や電球など環境光による影響を受けることがあるが，歯科医院内の直射日光が当たらない場所であればホワイトバランスの値をあらかじめ一定の値

機材の設定 CHAPTER 02

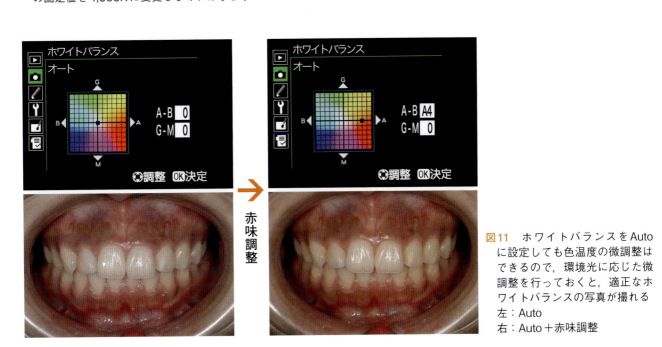

図10 ホワイトバランスによって写真の色味が変わる．RAW形式で記録する場合は撮影後も補正できるが，JPEG形式で記録する場合はあらかじめホワイトバランスを調整しておいたほうがよい．下段の写真はホワイトバランスを5,000Kに固定し，その下に示す環境光で撮影したものである．例えば，蛍光灯のもとでは写真が青味がかかってしまうので，ホワイトバランスの固定値を4,000Kに変更しなければならない

図11 ホワイトバランスをAutoに設定しても色温度の微調整はできるので，環境光に応じた微調整を行っておくと，適正なホワイトバランスの写真が撮れる
左：Auto
右：Auto＋赤味調整

（5,000～5,500 K）に設定しておくと，フラッシュ光のみが反映されて環境光の影響を受けることは少ない．そのカメラの設定が環境光に影響されているか否かは，フラッシュをたかずに撮影してみて，真っ黒な写真が写れば影響はなく，ぼやっと何か写っている場合には環境光に影響されているということになる．自分で設定した色温度が当たっていれば思いどおりのホワイトバランスとなるが，外れていれば色味がずれてしまうので，熟練が必要である．

I 機材編

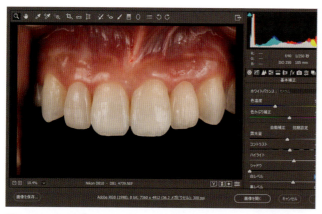

図12 RAW画像はPhotoshopやLightroomという編集ソフトで現像できるので，ホワイトバランス，露出，画像の傾き，サイズなどを変更することも可能である

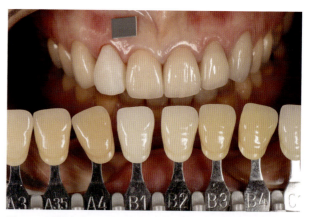

図13 反射率18％のグレーカードと一緒に撮影すると，RAW画像を現像する際のホワイトバランス調整の目安となる

　3つめは，記録形式をRAW形式で記録し，PhotoshopやLightroomといったソフトで現像時にホワイトバランスを変更する方法である（図12，Chapter 10参照）．反射率18％のグレーカードを被写体と一緒に撮影すると，現像時にホワイトバランスを適正にするのに役立つ（図13）．

　ホワイトバランスを変更すると，歯と歯肉の両方の色が変化する．歯の色を白くすると歯肉の色が赤くなり，歯肉の色を先に合わせると歯の色が黄色味を帯びたりする．写真の出来が何か違うときは，ホワイトバランスが適正でない場合が多く，適正な写真を撮るためにはホワイトバランスに対する理解が必要である．

フラッシュの設定

　フラッシュの設定には，撮影者自身が光の量を設定するマニュアルとTTL（Through-The-Lens）自動調光がある（図14）．マニュアルでは，1/1，1/2，1/4，1/8，1/16のように光量を一定にしておくことができ，後はカメラの設定で写真の明るさを調整することができる．TTL自動調光とは，レンズを通った光量を測定して，センサーへの適正露光を決定する方式をいう．ただし，撮影の状況に左右されるため，TTL自動調光で上手くいく場合と，暗かったり明かったりする場合があるなど，安定しづらい．

　筆者はマニュアルで，カメラの設定を少し変更すれば写真の露出を調整できるようなフラッシュの光量に設定している．また，フラッシュの電源が電池の場合，電池の残量によっても発光量が異なることを考慮に入れておく必要がある．

基本の設定 〜固定値と変動値〜

　カメラの設定において固定値としては，シャッタースピードを1/200か1/250，ISO感度を100〜200に設定する．変動値としては，絞り値は歯列全体を撮る場合にはF

機材の設定 CHAPTER 02

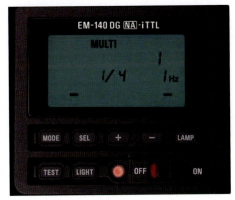

図14　フラッシュの設定
TTL自動調光に設定して思いどおりの露出になるようであればそれでもよいが，常に同じ発光量にして自分で調節するのであれば，マニュアル設定で1/8〜1/2くらいに設定しておくとよい

固定値		変動値	
SS	1/200 〜 1/250	絞り値	22, 25（〜36）
ISO	100 〜 200	WB	5,000 〜 5,500K
露出補正	±0	Flash	1/8 〜 1/2
レリーズダイヤル	S		
撮影モード	M		
AFエリアモード	シングル		
フォーカスモード	AF-S		

図15　筆者のカメラとフラッシュの設定

25，部分的に歯を撮る場合にはF 22，ホワイトバランスは5,000〜5,500 K，フラッシュの光量はマニュアル1/4程度とし，そこから以下の微調整を行っていくとよい（図15）．

1　明るさの微調整

　写真の明るさについては，まず上記の設定値で撮影してみて，ヒストグラムをチェックし，ヒストグラムが右寄りならば画像が明るいので絞り値を上げ，ヒストグラムが左寄りならば画像が暗いので絞り値を下げる．それでも明るさのコントロールができない場合はフラッシュの光量を変える．露出補正するのは，最後の微調整で行うのがよい．

2　色合いの微調整

　写真の色合いについては，RAW形式でグレーカードを写り込ませて撮影すれば，現像時に何度でもホワイトバランスは変更できるので簡単である．しかし，RAW画像は非常に重いため，JPEG形式のみで記録する場合も多い．JPEG形式で記録する場合には，ホワイトバランスのAutoをカスタマイズで微調整するか，5,000〜5,500 K前後の色温度に設定するかのどちらかを行う必要がある．大切な1枚を撮るときには，RAW形式で撮影しておくのが無難である．

まとめ

　本章ではカメラとフラッシュの設定について解説した．多くの設定項目があるが，ほとんどが固定値であり，変動させなくてはならない値はほんの少しである．ただし，上記は筆者の設定であり，本書でも執筆者によって設定は微妙に異なっており，各撮影者の好みや環境光に合った設定を見つけることが大切である．本稿で記載した基本を理解して，チェックポイントを守りさえすれば，よりよい写真が撮れるであろう．

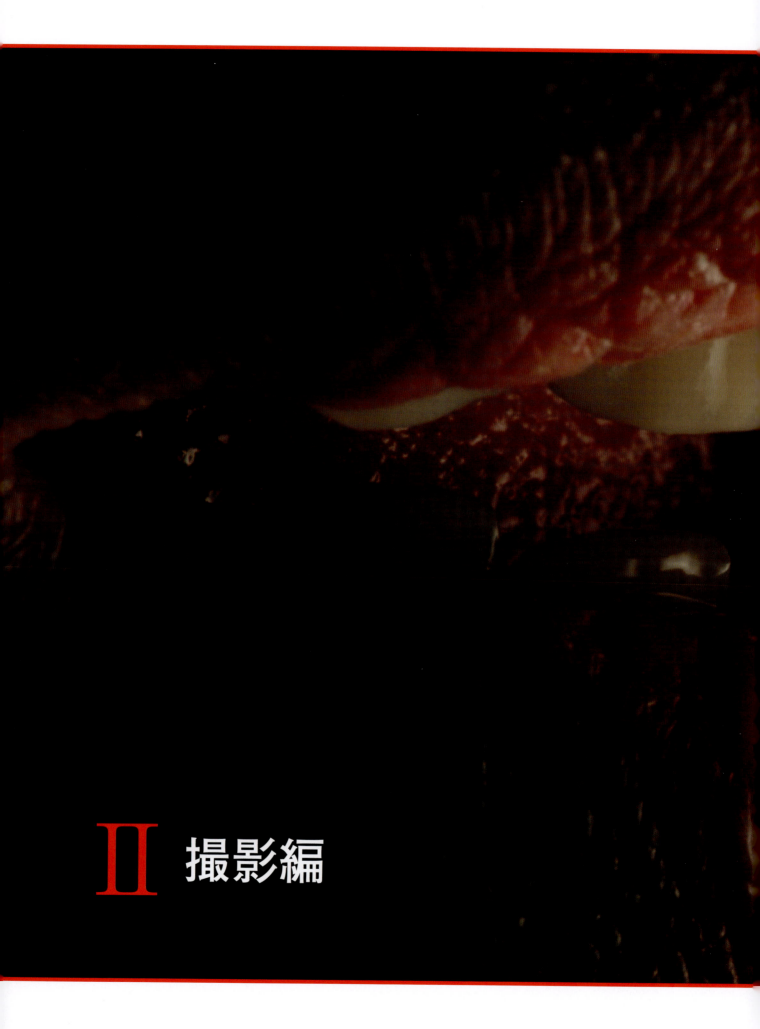

II 撮影編

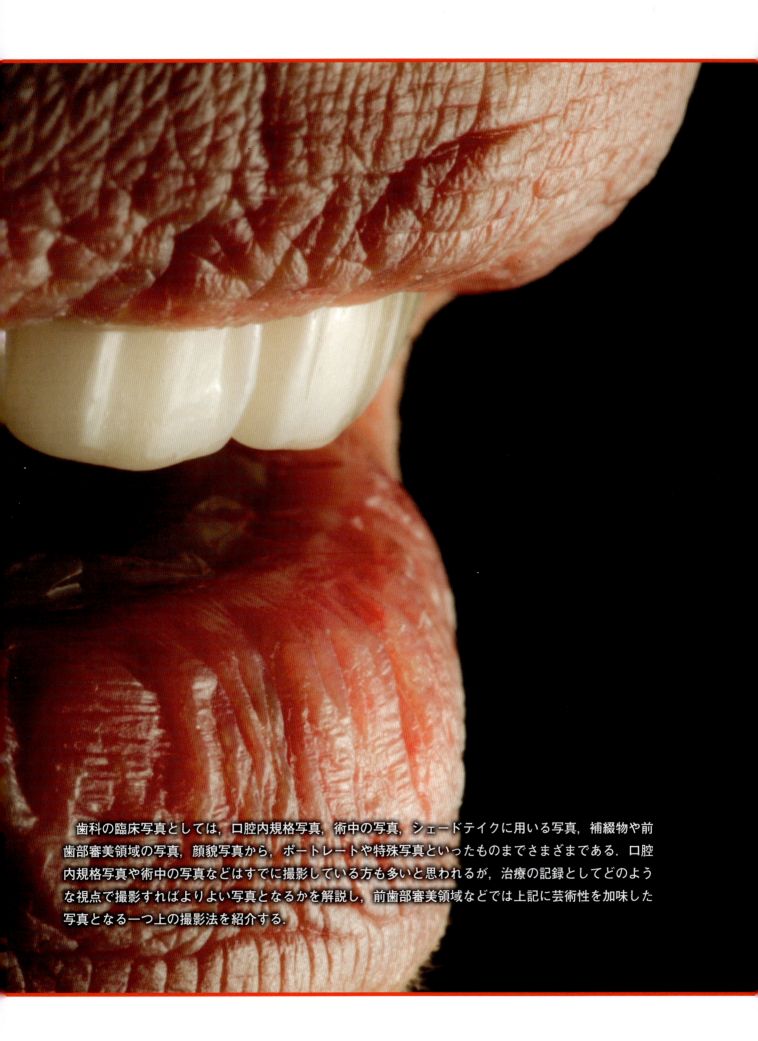

　歯科の臨床写真としては，口腔内規格写真，術中の写真，シェードテイクに用いる写真，補綴物や前歯部審美領域の写真，顔貌写真から，ポートレートや特殊写真といったものまでさまざまである．口腔内規格写真や術中の写真などはすでに撮影している方も多いと思われるが，治療の記録としてどのような視点で撮影すればよりよい写真となるかを解説し，前歯部審美領域などでは上記に芸術性を加味した写真となる一つ上の撮影法を紹介する．

II 撮影編 CHAPTER 01 資料採得

菊地康司 Koji Kikuchi

最適な治療計画を立案するためには，適切な診査に基づく診断が重要であることは言うまでもない．そのためには的確な資料を採得する必要がある．具体的な資料としては，問診から始まり，X線写真，顔貌写真，口腔内規格写真，スタディモデル，中心位での咬合器付着模型，唾液検査や血液検査などがある．Chapter 1では，上記の中でも口腔内規格写真について解説していく．

規格写真とは

歯科臨床における規格写真は，芸術的な写真ではなく，"記録としての写真"が求められる．具体的には，ピントが全体に合うようにセッティングし，毎回同じ構図・倍率で撮影された写真であり，被写体をありのままに写したものとも言える．

それでは，なぜ規格写真が必要なのであろうか？ 一番の目的は，患者の治療を行う際に必要となる資料としての記録であり，最もよく用いられるのが初診から治療終了，メインテナンスといった治療のステップごとに撮影する5枚法や12枚法の口腔内規格写真である．これらは，診査・診断や治療内容の記録，患者とのコミュニケーション，歯科技工士との情報共有，歯科医師の治療技術の向上などに役立っている．そして，適切に撮影された規格写真（記録写真）がなければ，学会やスタディグループでの発表，学会誌への投稿といったことは難しいと言えるであろう．

機材と設定

ここでは，筆者が5枚法および12枚法の撮影で実際に使用している機材と設定を解説する．機材は，カメラボディがD7000（Nikon），レンズがSP AF90mm F/2.8 DiMACRO 1:1（TAMRON），フラッシュがELECTRONIC FLASH MACRO EM-140 DG（シグマ）を使用している．

設定（詳細はⅠ編Chapter 2を参照）は，撮影モードをM（マニュアル）モードに合わせる（筆者は顔貌撮影も含め，臨床写真はすべてMモードで撮影している）．固定値は，シャッタースピード（SS）を1/200，絞り値をF 29，ISOを200，ホワイトバランス（WB）

固定値		変動値	
SS	1/200	Flash	1/8 〜 1/1
F値	29		
ISO	200		
WB	5,560 K		
AFエリアモード	シングルポイント AF モード		
フォーカスモード	AF-S		

図1　5枚法および12枚法の口腔内規格写真撮影における筆者の設定

を5,560K, AFエリアモードをシングルポイントAFモード，フォーカスモードをシングルAFサーボ（AF-S）に設定し，変動値はフラッシュのみでマニュアルの1/8〜1/1で行っている（図1）．倍率については決まりはないが，5枚法では基本的に1/2に固定し，12枚法では1/3, 1/2, 1/1.5, 1/1.2, 1/1を撮影部位によって使い分け，構図ごとに毎回同じ倍率で撮影している．

適切な口腔内規格写真とは

　5枚法は，日常臨床において最も使用頻度が高い撮影法であり，診査・診断の資料として欠かすことのできない記録である．5枚法の基本的な撮影方法については，多くの成書に詳述されているので，そちらを参照していただきたい．本稿では，普段5枚法を撮影しているが，さらに的確な情報となる5枚法を撮影するために「何をどう見たいのか？」（何をどう写したいのか？）を解説していく．

　5枚法では，口腔内の全体像を一目で見渡せることができるように，5枚の写真を上下左右中央に配置するのが一般的である．しかし，ただ単に撮影・配置するだけでは口腔内全体を三次元的に捉えることは難しい．図2に5枚法の口腔内規格写真を示すが，これでは口腔内を三次元的に捉えることは難しい．それでは，なぜこのような写真になったのであろうか？　いろいろと問題はあるが，一言で答えるなら"基本的な5枚法の構図が頭に描けていないまま撮影したから"である．

　5枚法の基本的な構図を理解して撮影し，決められた法則で配置することで，一目で三次元的に捉えることができ，より多くの情報を得ることができる（図3, 4）．反対に，基本的な構図が頭でしっかりと描けていなければ，撮影後に角度補正などを行う必要がでてくる．それに伴い，上下左右のバランス欠如，画質の劣化，拡大率の不一致（それぞれの写真で歯の大きさ等が異なる）などの問題が生じ，適切な診査・診断のための基礎資料としては質の低い，第三者に提示するには適切さを欠いた資料となる．

II 撮影編

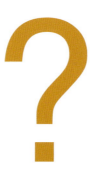

口腔内を三次元的に捉えるのは難しい

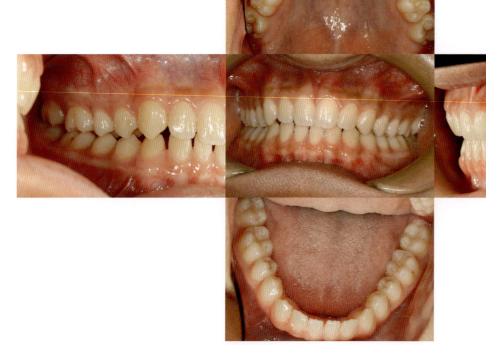

図2 撮影の仕方が悪いと，5枚の写真を配置したときにバランスが崩れてしまう悪い例
さまざまな問題点があるが，いくつかをピックアップしてみた．
- 正面観が適切に撮影されたのであれば，顔貌に対して歯列全体は左側に偏位していることになる．しかし実際はAngle Class I であり，歯列は顔貌の中央に位置している
- 正面観の左右的な位置が上下顎咬合面観と一致していない
- 上顎の咬合面観より下顎の咬合面観のほうが大きいが，実際はそうではない
- 左右の側方面観の歯牙の大きさが異なる
- 正面観と右側方面観が下から煽られて撮影されているため，咬合平面の傾きが不明

そのほかにも問題点はあるが，この5枚法では口腔内を正確に把握することはできない．また，この状態から次頁に示す適切な5枚法の基本的な構図に仕上げるには，拡大・縮小，大幅な角度補正を行わなければならない．結果として上記のような不正確な情報を与えてしまう5枚法となり，三次元で把握することのできない資料になってしまう

CHAPTER 01 資料採得

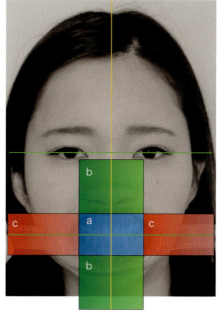

図3 5枚法の配置の法則
 a：正面観
 b：上下顎咬合面観
 c：左右側方面観
 上下顎咬合面観（b）の縦横比は同一
 左右側方面観（c）の縦横比は同一

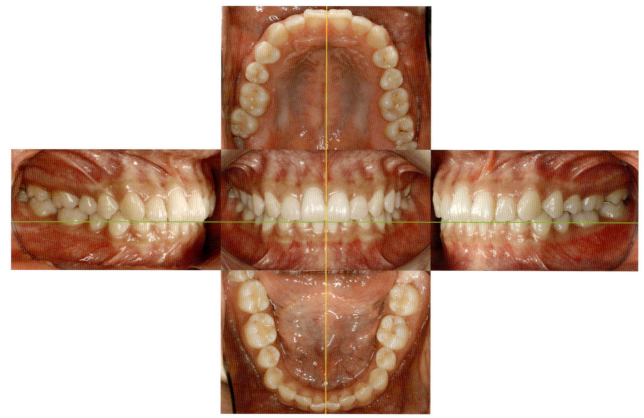

図4 適切な撮影がなされた5枚法口腔内規格写真
オリジナルの写真をトリミングしただけで，傾きの補正，拡大や縮小などは行っていない
① 正面観の中央が顔貌の中心線と一致している（黄線）
② 正面観の水平的傾きが瞳孔線（または水平基準線）と平行である（緑線）
③ 正面観の中心が上下顎咬合面観の中心と一致している
④ 正面観・左右側方面観の上下的位置が一致している
⑤ すべての写真で歯の大きさが一致している
⑥ 5枚法の配置の法則（図3）のように，色分けされた5枚の写真の縦横の長さがそれぞれ同じである

II 撮影編

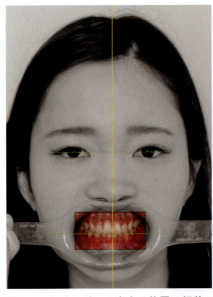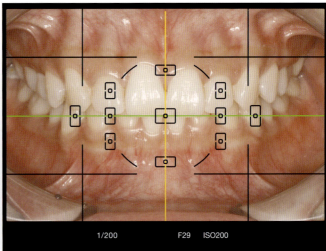

図5 ファインダーの中央の位置は顔貌の正中線とし，水平的な傾きは瞳孔線（または水平基準線）と平行になるように意識する

正面観の重要性

口腔内の情報を適切に把握するうえで最も重要な撮影部位は正面観である．

正面観を撮影する際，患者に口角鉤を装着したら，直ちにチェアを倒してそのまま撮影に取りかかってはいないだろうか？　それではせっかくの5枚法の情報が半減ないしは不正確なものとなってしまう可能性がある．まずは患者に口角鉤を装着したら，チェアを倒す前に，上下顎歯列が顔貌に対してどのように位置しているのかを把握することが重要であり，適切な正面観を撮影するうえで必須事項である．

ミッドラインと顔貌の正中とにズレがなければ，ミッドラインをファインダーの横幅の中央，かつ垂直になるように撮影する．つまり，ファインダーの中央の位置は顔貌の正中線とし，水平的な傾きは瞳孔線（または水平基準線）と平行になるように意識する（図5）．

失敗の原因を探る

上記をふまえて，実際に図2と図4の写真を一枚ずつ見比べて，適切な写真となるには何がポイントで，不適切な写真ではどこを修正すべきかについて解説していく．

CHAPTER 01 資料採得

1 正面観

適切

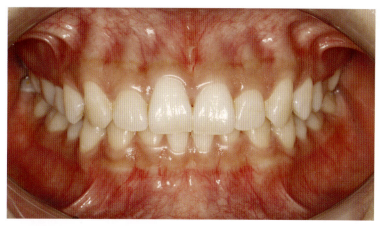

❶ 咬頭嵌合位でしっかりと咬合している
❷ 写真の縦の中心線が顔貌の中心（顔貌正中線）と一致している（患者によってはミッドラインが写真の中心にこないこともある）
❸ 写真の水平的傾きが瞳孔線または水平基準線と一致している．瞳孔線が斜めのときは水平基準線に合わせる
❹ 正面からの撮影角度がフランクフルト平面とほぼ一致している
❺ 臼歯部までピントが合っている

不適切

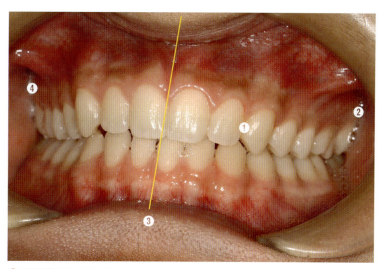

❶ 咬頭嵌合位で咬合していない
　→油断すると患者は少し口を開けてしまうことがあるため，撮影後にカメラのモニターで確認する
❷ 左右側臼歯部に唾液が存在している
　→撮影前に唾液を吸引し，シャッターボタンを押す直前に咬合したままの状態で患者自身に唾液を吸い込んでもらう
❸ この患者は顔貌に対してミッドラインは中心にあり，1|1 のインサイザルエッジを結んだラインは瞳孔線と平行である．しかし，写真ではその中心が右側にずれており，さらに左下がりの咬合平面を呈している
　→撮影前に口角鉤を左右に装着して，顔貌に対する歯列およびミッドラインの位置をやや離れたところから確認し，上下左右のズレがなければ 1|1 の歯軸とインサイザルエッジを結んだラインをフレームの縦横の基準として撮影する
❹ 臼歯部までピントが合っていない
　→絞り値が解放されすぎている（絞り値が小さい）のが原因．5枚法の口腔内規格写真の撮影では絞り値をF 29に固定する
❺ 正面からの撮影角度が患者に対し左下から煽って撮影されている
　→顔貌の前頭面に対して中心かつ直角に撮影する（フランクフルト平面も意識する）

Ⅱ 撮影編

2 右側方面観

適切

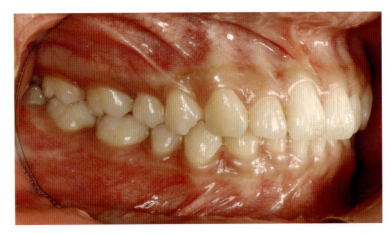

❶ 咬頭嵌合位でしっかりと咬合している
❷ 4| または 3| が写真の上下左右の中央に位置している
❸ 上下顎第二大臼歯まで写っている
❹ 上下前歯の歯根部が口唇で隠れておらず，その突出具合が把握できる

不適切

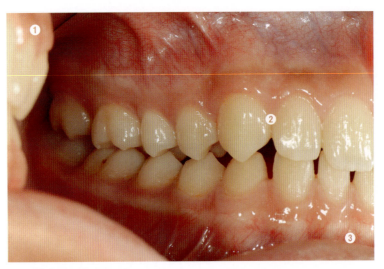

❶ **実像が写り込んでいる**
　➡ ミラーでの頰粘膜の右方向，特に外側方向への排除が足りていない．撮影に慣れていない術者は，ミラーでの排除を遠慮してしまうことがよくある．頰粘膜は真横に広げても思ったより痛くないので，練習して慣れておく
❷ **咬頭嵌合位で咬合していない**
　➡ 油断すると患者は少し口を開けてしまうことがあるため，撮影後にカメラのモニターで確認する
❸ **下口唇が下顎前歯部の歯槽粘膜を覆っている**
　➡ 左側に入れている口角鉤を左上方に引きすぎると，下口唇が写り込んでしまう．口角鉤はそっと添える程度で十分であり，上下前歯部歯根の突出具合が把握できるようにする

CHAPTER 01 資料採得

3 左側方面観

適 切

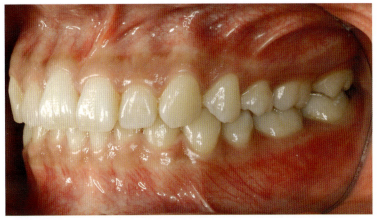

❶ 咬頭嵌合位でしっかりと咬合している
❷ |4 または |3 が写真の上下左右の中央に位置している
❸ 上下顎第二大臼歯まで写っている
❹ 上下前歯の歯根部が口唇で隠れておらず，その突出具合が把握できる

不適切

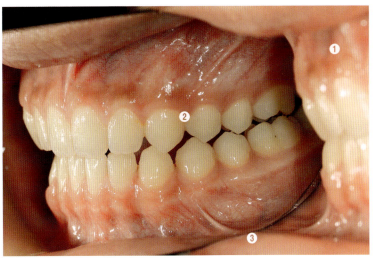

❶ **実像が写り込んでいる**
　➡ミラーでの頰粘膜の左方向，特に外側方向への排除が足りていない．ミラーの先端をしっかりと奥まで入れる．この時，第二大臼歯頰側の歯肉歯槽粘膜境付近にミラーが当たると，患者に痛みを伴うので気をつける
❷ **咬頭嵌合位で咬合していない**
　➡側方面観の撮影ではミラーで頰粘膜を牽引するため，開口しやすくなるので注意が必要である
❸ **ミラーが曲がっている**
　➡ミラーと平行にカメラを構える

Ⅱ 撮影編

4 上顎咬合面観

適切

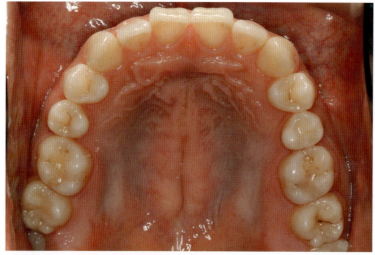

❶ 写真の縦横中央に歯列が収まっている
❷ 切歯乳頭が横幅中央に位置している
❸ 第二大臼歯が遠心まで写っている
❹ 中切歯の唇側面が1/3〜1/2程度写っている

不適切

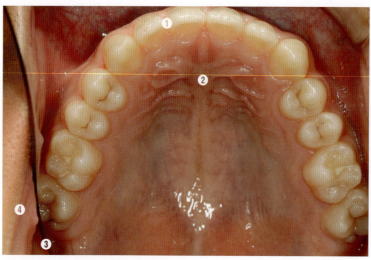

❶ **前歯部の唇側面が写っていない**
　➡ ミラーの背面（非撮影面）の持ち手に近い側を下顎前歯部に接触させる
❷ **切歯乳頭の位置が右側に位置している**
　➡ カメラを顔貌の真っ正面で構えているのであれば，切歯乳頭が左右中央に位置するようにミラーを動かす
❸ **第二大臼歯の頰側咬頭がミラーから外れている**
　➡ ミラーの背面の先端を下顎大臼歯に接触させる
❹ **ミラーの側面に頰粘膜が食い込んでいる**
　➡ 左の口角鉤を左斜め前方に思いっきり牽引する

CHAPTER 01 資料採得

5 下顎咬合面観

適 切

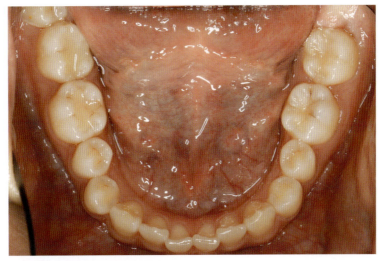

❶ 写真の縦横中央に歯列が収まっている
❷ 前歯部の舌側面が歯頸部まで写っている
❸ 臼歯部の舌側咬頭がしっかり写っている（舌がしっかり排除できている）
❹ 第二大臼歯の遠心が写っている

不適切

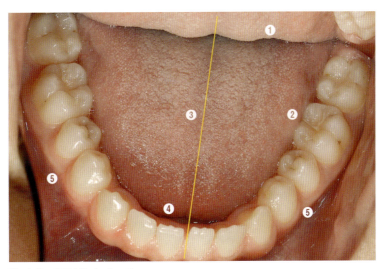

❶ 実像が写り込んでいる
　➡ 患者に最大限に開口してもらい，かつミラーの背面を上顎歯列に接触させる
❷ 6┐の舌側に舌が被さっている
　➡ ミラーの先端で舌を圧排する
❸ 歯列全体が左側に傾いている
　➡ ミラーをしっかりと奥まで入れて左右対称の歯列となるように意識する
❹ 下顎前歯の舌側面が写っていない
　➡ 患者にできるだけ大きく開口してもらい，かつミラーの背面を上顎歯列に接触させる
❺ 左右小臼歯の咬合面の見え方が違う
　➡ ミラーを咬合平面に平行に位置づけるように意識する

II 撮影編

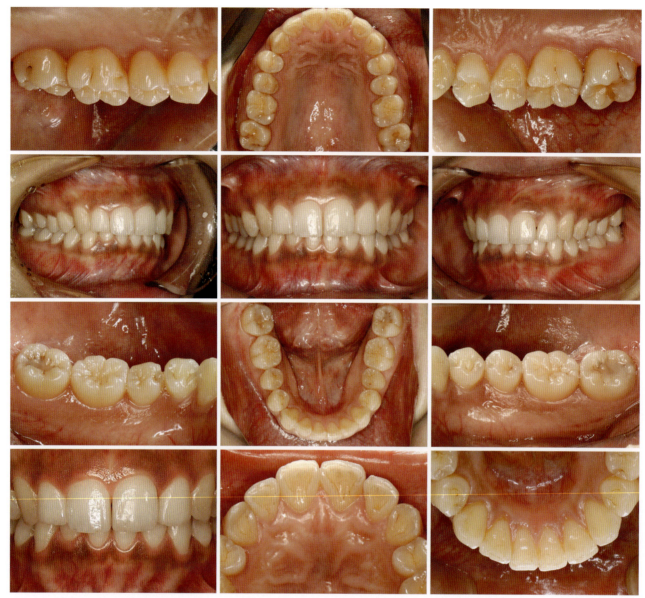

図6　12枚法の口腔内写真

より詳しい口腔内の記録

1　5枚法+αの必要性

　前述した5枚法は歯科治療を行ううえで最低限必要な資料である．これら5枚法に，前歯部と臼歯部の舌側面観，アンテリアカップリングの状態（オーバーバイト，オーバージェット），偏心運動時（前方ならびに左右側方運動時）におけるガイドならびにディスクルージョンの状態などが把握できる写真を加えることで，より多くの情報を得ることができる（図6～9）．特に矯正治療や歯周治療，補綴治療を行ううえでは欠かせない情報である．

資料採得 CHAPTER 01

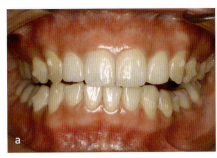 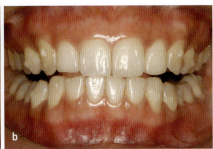 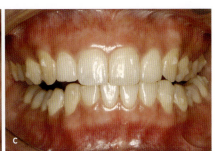

図7 偏心運動時（a：右側方運動時，b：前方運動時，c：左側方運動時）

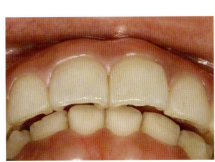 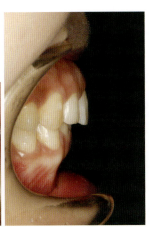

図8 オーバーバイト　　図9 オーバージェット

2 臼歯部舌（口蓋）側面観の撮影

　上記の記録の中でも，臼歯部舌（口蓋）側面観を適切に撮影するには，ミラーの持ち方などにちょっとしたコツが必要になる．そのコツを撮影方法とともに紹介する．

(1) ミラーの持ち方と患者の頭部の角度

　右側臼歯部舌（口蓋）側面観の撮影ではミラーを逆手で，左側臼歯部の撮影では順手で持って使用する．また，右側の撮影では患者に右（撮影者側）へ約10°向いてもらい，左側の撮影ではさらに右へ約10°傾ける．

(2) 撮影の実際

　ミラーの縁が咬合平面と平行になるように位置づける（口腔内が小さかったり，開口量の問題などで平行にできない場合は，カメラをミラー像の咬合平面に平行にする）．次に，ミラーの先端を被写体の歯列，特に最後臼歯からできるだけ離す．この時，通常の側方面観用ミラーを用いた場合，反対側臼歯にミラーの下部が当たってしまい，対顎臼歯の実像が写り込んでしまう．筆者は，そうならないよう下部に凹みのある側方面観用ミラー（舌側撮影用ミラー，YDM）を使用している．

53

II 撮影編

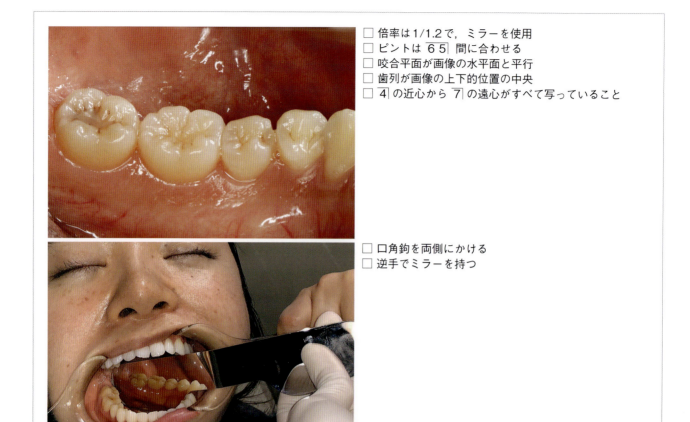

図10 下顎右側臼歯部の舌側面観
舌（口蓋）側面観の撮影における基本的なポイントを示した

　舌（口蓋）側面観では倍率を1/1.2に固定し，ピントは第二小臼歯と第一大臼歯の間に合わせる．また，咬合平面を画像の水平面と平行にし，歯列が画像の上下的位置の中央に配置して，第一小臼歯の近心から第二大臼歯の遠心まですべて写っていることを確認して撮影する（図10～13）．

まとめ

　5枚の口腔内規格写真で，その患者の口腔内の情報を最大限引き出すためには，基本的な5枚法の構図をよく理解したうえで撮影に臨まなければならない．日常臨床においては，チェアタイムや患者への負担を考慮し，撮り直しのない，すなわちシャッターボタンを5回押すだけで理想的な5枚法が撮影できるように，普段から5枚法の基本的な構図を念頭に置いて練習することが何よりも重要である．

資料採得 CHAPTER 01

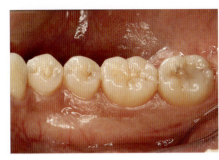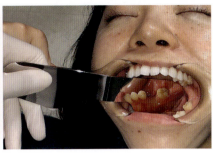

図11 下顎左側臼歯部の舌側面観
適切に撮影するためのコツは下顎右側臼歯舌側面観の撮影よりもさらに右（撮影者側）へ向いてもらうことである

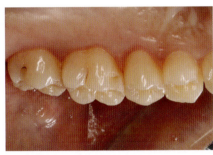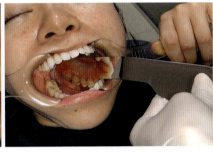

図12 上顎右側臼歯部の口蓋側面観
適切に撮影するためのコツは逆手でミラーを持つことである

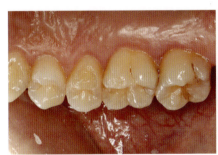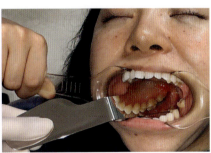

図13 上顎左側臼歯部の口蓋側面観
適切に撮影するためのコツは上顎右側臼歯部の舌側面観の撮影よりもさらに右（撮影者側）へ向いてもらうことである

　そして，5枚法に舌側面観などを加えてより詳細に記録することで，口腔内全体の情報を網羅することができるため，歯周治療やフルマウスリコンストラクション（矯正治療，補綴・修復治療）などを行う際には欠かせない資料である．
　われわれの歯科治療は記録の治療と言っても過言ではなく，経時的な記録がなければ自身の行った診査・診断ならびに治療結果を客観的に評価することはできない．すなわち，歯科治療の向上には正確な規格写真（記録）を撮影することが必要であり，ひいては患者の健康の保持，増進に繋がると信じている．

処置中の口腔内写真撮影

中川雅裕　Masahiro Nakagawa

処置中に写真撮影を行う必要性

　緊急処置も含めて，患者が初診で来院してから実際の治療を行うまでの間に治療計画を策定していくが，その際，治療方針決定のための資料採得として写真撮影が必須となる．その後に治療へと進んでいくが，ここで注意しなければならないのは"治療によりいったん変化が起こった部位は二度と元の状況には戻れない"という点である．写真をはじめとする多くの資料が揃っていてこそ，術後結果の評価を通して，診査診断から治療計画の正当性，ステップごとに選択された処置の妥当性などを検討することが可能となる（図1）．それゆえ，術前・術中・術後に写真撮影を行い，その変化をしっかりと記録することは必要不可欠といえる．

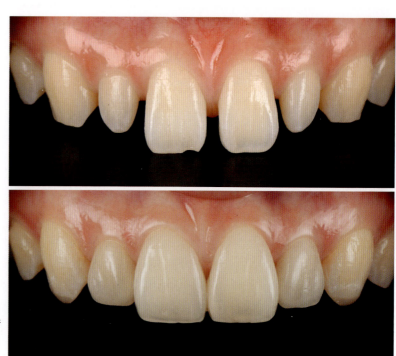

図1　ツインフラッシュに加えてバウンサーとディフューザーを用いて撮影した前歯部の術前と術後の口腔内写真（オリジナルをトリミングのみ）

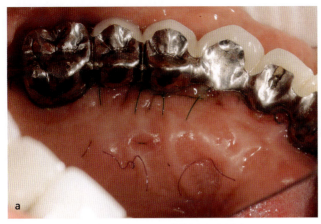 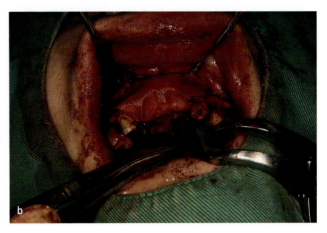

図2 経験の浅い歯科医師により撮影された写真
a：DXフォーマットカメラ＋85 mmマクロレンズにて上顎口蓋側を撮影（ミラー使用）．前歯が実像として写り込んでいる．原因としては不適切なミラーの角度や不十分な患者の開口などが考えられる．口蓋側や舌側の撮影は特に難しいため，患者に迷惑をかけないためにも十分にトレーニングを積んでおくことが必要である
b：FXフォーマットカメラ＋60 mmマクロレンズにて前歯部のGBRを撮影．全体的に暗く，また写っている術野が小さいため，もう少し近づいて撮ったほうがよいと思われる．あるいは105 mmマクロレンズなどを使用してもよい

処置中の写真撮影の要件

規格写真の撮影とは異なり，術中の写真撮影では下記に示すポイントに注意したい．

1 記録したい部位をより明確にし，必要ないものを写り込ませない

術中写真では，単なる記録（規格写真）とは違い，必ず意図をもって撮影したい被写体（歯牙や歯周組織，補綴物など）が存在しているはずである．したがって，それらを中心に据えて撮影することが多いと思われるが，その際に舌や口唇・頰粘膜などが写らないように排除する必要がある（図2）．特にミラーを使用する場合，患者の開口度や口唇の硬さなどにより実像が写り込んでしまう場合もあるが，逆にそれらを排除しようとするあまり手指や器具などが写り込まないように注意したい．対象となる歯牙等の被写体を画像の中にどのように収めるかに関しては，基本的にChapter 1の資料採得と同じであるため，本稿では割愛させていただく．

2 一連の処置（術式）中は可及的に同じ構図の写真を撮影する

立案した治療計画が治療としてどのように行われ，その結果どこまでが達成できたのか？　不足があるとするならば，その原因はどこにあるのか？　治療後の経過はどうなのか？　などのポイントを評価できるようなある程度統一された写真を継続して撮影することが望ましい．理想的にはすべて同じ角度，明るさ，大きさということになるが，現実的には多少のバラツキが生じることはやむを得ない（Case 1 参照）．

Ⅱ 撮影編

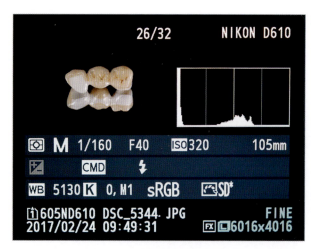

図3　Nikon D610のヒストグラム
全体の明るさを確認するためにヒストグラムを利用してもよい．ただし，口腔内撮影では撮影条件が毎回ほぼ同じといっても過言ではなく，光の方向と量を術者側で任意にコントロールすることができるため，最近の完成度の高いカメラモニターで確認すれば，撮影した写真がおおむね適切であるか否かの判断は十分に可能である．もちろん，慣れていないうちはヒストグラムを参考にして適正露出を確認することは大いに有用である（ヒストグラムの詳細はⅠ編Chapter 2を参照）

処置中の撮影を確実なものとする機材選択とセッティング

　一般的な機材選択と設定方法についてはⅠ編で述べた．口腔内撮影における画像の再現性を考えると，筆者はフォーカスも含めてマニュアル撮影することをお勧めする．もちろん写真撮影に慣れていないうちはオートフォーカスで撮影してカメラに慣れる練習も必要だと思われるが，マニュアルで撮影できるように最初から心がけて撮影していくほうが望ましい．実際，筆者の口腔内撮影には「オート」という文字は一つもない．オートフォーカスではどこでもピントが合ってしまうため，厳密に言えば毎回被写体との距離（間合い）が一定とはならず，それに伴って画角（撮影倍率）も変わり，同じセッティングであっても写真の明るさが一定しないなど，良いことは一つもない．そもそもオートは動く被写体を瞬時に捉えるための機能であり，動かない対象物を毎回ほぼ同じ条件で撮影できる口腔内撮影には無用の長物であろう．口腔内撮影では，マニュアルフォーカスで撮影対象の倍率を決めたら，フォーカスオンするまで撮影者自らがカメラとともに移動する方法が最適である．

　また，口腔内にはさまざまな色が混在している．歯肉のピンク色，歯牙の白色，補綴物の金属色，そして手術の際は血液の赤色が加わる．一般的に色が濃い（彩度が高い）被写体（口腔内では金属色や血液の赤色）の場合，同じセッティングで撮影を行っても暗い画像が得られる傾向にあるため，最適な明るさとなるよう撮影時にセッティングを微調整することが求められる．筆者の場合は絞りを調整することで対応しているが，可能な限りF 22以下に絞らなくても済むようにあらかじめその他の数値をセッティングしておくようにしている（図3）．万が一F 22以下となってしまう場合はISO（感度）を上げることで対応している（ただし，感度を上げると画質が落ちるため，ISO 400を超えないようにしている）．フラッシュの光量に関しては，操作が繁雑なことと，調整量による明るさの変動が大きいことから，一度セッティングした後はほぼ不動である．

処置中の口腔内写真撮影

CHAPTER 02

表1 現在の筆者の用途別カメラ機材一式

	用途	カメラ	レンズ	フラッシュ	備考
A	前歯部審美領域の撮影用	Nikon D610（FX）	SIGMA MACRO 105mm F2.8 EX DG OS	Nikon R1C1	Lumiquest Ultrasoft※
B	5枚法など規格撮影用	Nikon D600（FX）	SIGMA MACRO 105mm F2.8 EX DG OS	Nikon R1C1	SZ-1+SW11※※
C	手術や修復など術中撮影用	Nikon D7100（DX）	Nikon AF-S DX Micro Nikkor 85mm f/3.5G ED VR	Sigma EM-140 DG	

※：バウンサー（ディフューズ効果あり），※※：R1C1キット付属品（若干のディフューズ効果あり）

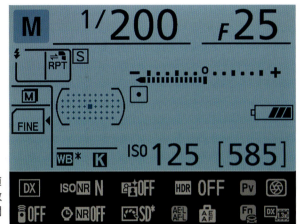

図4 筆者の臼歯用セッティング
完全マニュアルフォーカス，WB 5,260 K，SS 1/125～200，ISO 100～125，画像サイズMedium，画質Fine（JPEGファイルサイズ約6.7 MB），フラッシュ発光量Multi 1/4，以上の数値はほぼ不変．絞り（F 22～32）は画像が暗かったら開放する（数値を小さくする）など撮影しながら調整するが，被写界深度の関係でF 22以上が標準となる

術中写真撮影における各カメラセッティングの具体例

　筆者は，前歯と臼歯の撮影では若干その捉え方に相違があると考えている．写真の均一性と再現性が重要な要素となる臼歯部，そして前歯部ではそれに芸術性が加わるという捉え方である．撮影する方法論が異なれば当然使用する機材も異なって然るべしであり，表1に筆者の使用機材をまとめたので参考にしていただきたい．

1 臼歯部の撮影（機材：表1C，セッティング：図4）

　臼歯部撮影に必要なのは安定した光の供給であり，特殊な場合を除いて，奥まで光の届くリングフラッシュが最適である．臼歯部処置中の写真は記録という意味合いが強いので，カメラは軽くて取り回しの良いハーフサイズ機（NikonではDXフォーマット）を用いている．レンズは純正のDXフォーマット用85 mmマクロレンズ，リングフラッシュはシグマ製（Nikon純正が販売されていないため）のものを使用している．

2 前歯部の撮影（機材：表1A，セッティング：図5）

　審美領域の撮影には可能であればツインフラッシュを使用していきたいと考えている（詳しくはChapter 5参照）．リングフラッシュ等の直進性の強い光では被写体の凹凸が平坦化してしまい，写真としては魅力の乏しいものになってしまうからである．ツイン

59

Ⅱ 撮影編

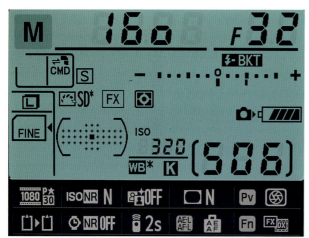

図5 筆者の前歯用のセッティング
完全マニュアルフォーカス，WB 5,260 K，SS 1/125〜160，ISO 320，画像サイズLarge，画質Fine（JPEGファイルサイズ約6.7 MB），フラッシュ発光量Multi 1/4，以上の数値はDXフォーマットカメラと同様でほぼ不変．絞りはF 29〜36を基準とする．絞りすぎると奥にいくに従ってぼけが発生してくるからである

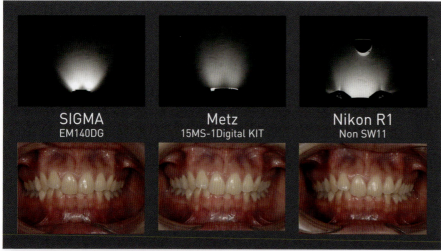

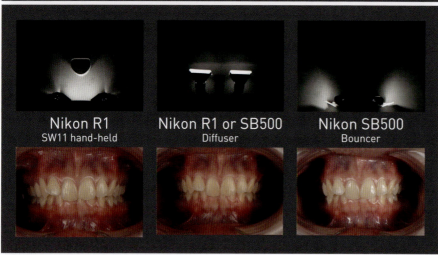

図6 各種フラッシュによる光の集積，および拡散の仕方（画像は岩﨑智幸氏のご厚意による）

　フラッシュの横からの光により得られる画像には，被写体の立体感が再現されると考えられる（図6）．筆者らは前歯部には優れた鮮鋭度をもつフルサイズ機（NikonではFXフォーマット）を用いている．レンズは審美領域限定で考えれば各社から販売されている60〜105 mmマクロレンズのいずれも使用可能であるが，短くなるにつれて被写界深

CHAPTER 02 処置中の口腔内写真撮影

CASE 1 下顎右側欠損部への骨造成を伴うインプラント埋入 （撮影機材:B, オリジナル・反転のみ）

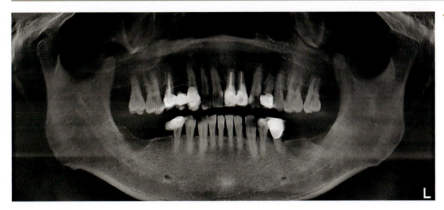

1-1 事前に大まかな手術計画が決まっていると思われるが，スムーズな手術進行のためには当日改めて撮影ポイントについてアシスタントと段取りを組んでおくことが望ましい

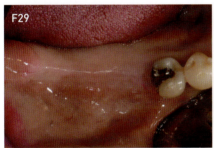 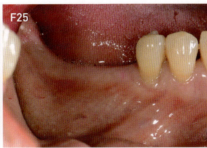 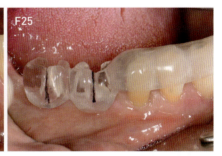

1-2〜1-4 ７６┘欠損部はやや萎縮しており，顎堤や角化歯肉の不足がみられるため，インプラント埋入に加えて硬軟組織のマネジメントが必要な症例である．それを念頭に置いて撮影すべき構図を検討する．F 29（1-2）は F 25（1-5）に比べてやや暗いことがわかる

度が浅くなり，また画像の歪みも大きくなるため，筆者は汎用性の高い 105 mm マクロレンズを使用している．フラッシュは Nikon 純正のフラッシュ（R1C1）にバウンサーとディフューザーを装着して撮影を行っている．これにより間接光に近い効果が得られ，柔らかいイメージの写真となる（図1参照）．特にこだわる場合には JPEG 形式に加えて RAW 形式でも同時に撮影することが可能であるが，1枚のファイルサイズが大きい（約 20 MB 弱）ため PC 上での取り回しが悪く，また可視化できる形への現像の手間を考えると，筆者は今のところ RAW 形式での撮影は行っていない．

3 撮影の実際

Case 1 は，両側欠損部にインプラント治療を行い，臼歯部サポートを回復した症例である．供覧した写真はすべて反転のみしか行っていないオリジナルの画像であるが，ご覧いただいてわかるように周囲の歯牙や組織も含めた適切な撮影範囲や角度などを維持することに努めている．明るさに関しては若干のばらつきがあり，撮影中に絞りを調整して明るさをコントロールしている．また何枚かには実像としての対合歯や頬粘膜排除のためのデンタルミラーが写っている．これは患者の口唇が硬かったことが原因であ

61

II 撮影編

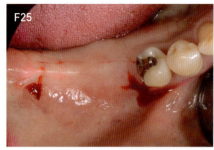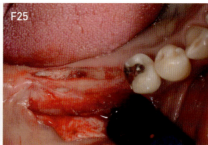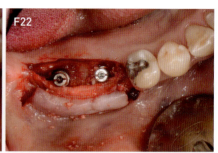

1-5〜1-7 術式は，インプラント埋入＋エンベロップテクニックを用いた骨膜下への補填材填入＋部分層弁による歯肉弁根尖側移動術である．1-5：部分層弁の切開線明示．1-6：歯槽頂切開部の皮質骨，頬側に残存する骨膜，および剥離された部分層弁の明示．1-7：インプラント埋入後，顎堤骨と骨膜の間に骨補填材を填入し，硬組織が増大された状態を明示

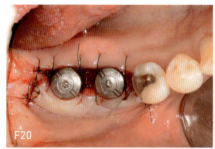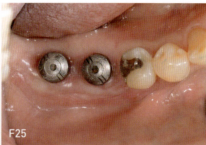

1-8 縫合時，部分層弁が根尖側に移動され，しっかりと固定されている状態を明示．この写真に限りF20で撮影したため，やや明るすぎる

1-9 インプラント埋入後1カ月．インプラント間の乳頭様組織も再生されつつあることが観察される

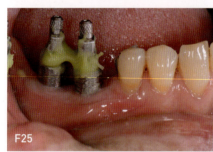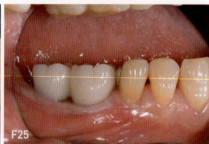

1-10 インプラント埋入後3カ月のプロビジョナル印象時．予定どおり角化歯肉も獲得されている

1-11 プロビジョナルのセット時．歯頚ラインが隣在歯と調和していることを明示

るが，実際はプレゼンソフト上で最低限の補正を行うことが可能であるため，この程度であれば十分に許容範囲内であると筆者は考えている．逆に撮影にこだわりすぎるあまり口唇などを強く引っ張りすぎて患者に必要以上の不快感を与える，あるいは撮影に時間をかけすぎて手術の結果に悪影響を及ぼすといったことは本末転倒となるため十分に注意したい．

また，外科処置をきれいに撮影するコツとしては以下の事項などが考えられる．

①できるだけ血液を排除した状態をつくる（ガーゼなどで圧迫して除去直後に撮影する，浸潤麻酔を十分に効かせる，切開・剥離など基本的な術式を遵守して組織を挫滅させない，などの配慮が必要）

②手指や口唇など余計なものが入らないようにする

③隣接歯に血液が付着している場合はていねいに拭き取った後に撮影を行うことが望ましい

CHAPTER 02 処置中の口腔内写真撮影

図7 口腔内撮影ミラー（YDM社製）
a：側方面観用ミラー．舌側用は中央に「くびれ」を設けることにより，口腔内挿入時に前歯部が邪魔にならない配慮がなされている．頬側用は，患者の口唇や頬粘膜の硬さ，撮影用途により太細を使い分けることができ，たいへん機能的である
b：舌側面はミラーで舌を排除しながら，できるだけ歯列に対して垂直に撮影するように努める

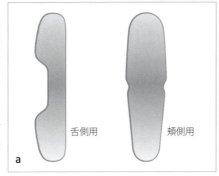
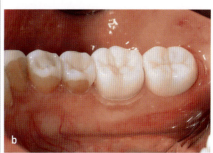

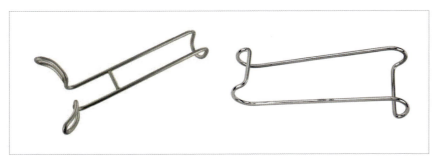

図8 リトラクターの一例

周辺器具の活用の仕方

1 口腔内撮影ミラー

規格写真・処置中の写真に限らず筆者はステンレス製のミラー（YDM）を使用している（図7）．落としても割れないといった点を考慮した自分なりの結論であるが，一方でガラス製のものを愛用する歯科医師も少なくない．どちらが望ましいのであろうか？　記録としての撮影であれば，どちらを使用しても差し支えない．ただし，毎回使用するミラーが異なっていると，写真の風合いに統一感がなくなるので，どちらかに統一したほうがよい．いずれにせよ，ミラー表面はできるだけていねいに扱いつつ，傷が目立つようになったら潔く交換し，常にクリアな写真が得られるように心がける．

2 リトラクター

撮影や手術時に邪魔となる口唇や頬粘膜の排除に用いる．各メーカーからさまざまな製品が市販されているが，術者やアシスタントが使いやすい形を選択すれば問題ないであろう（図8）．筆者は撮影時だけでなく手術中も適宜用いているが，周囲組織までしっかりと写すには根尖側（歯肉歯槽粘膜境付近）から口唇の排除を行わなくてはならないため，状況によってはデンタルミラーなどのハンドインスツルメントのほうが使いやすい場合も多い．術者側の利便性や患者の口唇などのタイプによって使い分けている．

II 撮影編

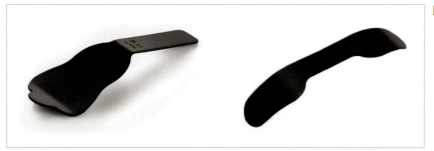

図9 コントラスター
臼歯部用（右）は舌側に沿わせやすいように，若干アーチ状の構造となっている

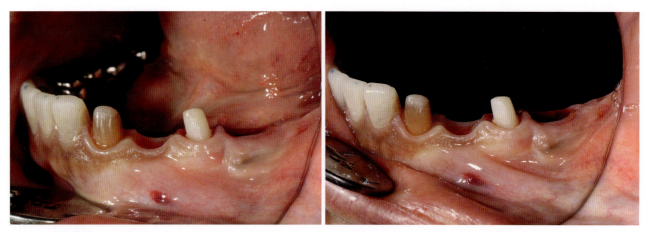

図10 通常撮影でも情報としては十分であるが，コントラスターを用いて背景を黒とすることでよりスパルタンな印象の写真となる．このレベルになると優劣ではなく，もはや撮影者の嗜好の問題であろう

3 コントラスター

俗に黒バックと呼ばれるものである（図9）．コントラスターを使用することで，被写体をより際立たせる効果があり，前歯部の撮影ではほぼ毎回使用している（図1参照）．もちろん，術前や術後だけでなく処置中でも使用することで，写真に統一感が生まれる．主たる目的が記録にある臼歯部では，操作がやや煩雑であるため，使用する頻度は多くないが，使用した場合は写真にインパクトが生まれる点は注目に値する（図10）．なお，撮影後にプレゼンソフト上で背景を黒くすることも可能ではあるが，輪郭が不自然になるなどの弱点もあるため，注意が必要である．

Case 2 は，前歯部の手術時の写真を中心に示した．筆者は前歯の撮影にはバウンサーなどを使用しているが，手術の際はミラーを使用して口蓋側あるいは切端方向からの撮影が必要となることが多い．その場合は光の直線化が必要となるため，バウンサーなしのセッティングのほうが適している．1枚だけ試験的に使用していた70 mmマクロレンズによる写真（2-9）を示したが，このように被写体の写りに差異が生じるため，可能であれば使用機材は統一することが望ましいと考える．

CHAPTER 02 処置中の口腔内写真撮影

CASE 2 中等度歯周炎の上顎前歯部に再生療法と歯冠修復を行った症例 （撮影機材：2-1～8：B, 2-10, 11：A）

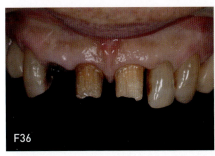
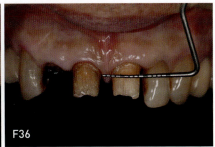

2-1 初診に近い状態の上顎前歯部．本稿とは趣旨が異なるため，X線写真等は供覧しないが，隣接面から口蓋側にかけて垂直性骨欠損が存在し，再生療法を必要とする

2-2 再生療法の術式選択の根拠となる歯根間距離を計測

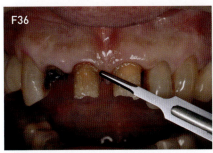
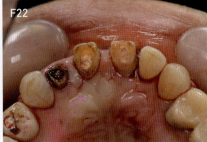

2-3 使用した器具（マイクロブレード）も一緒に撮影するとイメージがわきやすい

2-4 切開線の明示により，口蓋側からの歯間乳頭保存術を選択したことがわかる

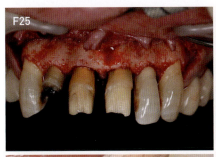
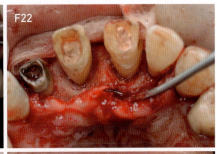

2-5～2-8 血液などは生食ガーゼなどで可能な限り拭き取り，出血のコントロールをしっかりと行って，骨欠損の形態，骨補填の状態，縫合の仕様などが確認できるようにする

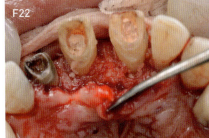
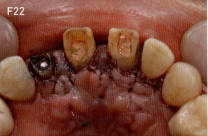

おわりに ～読者へのメッセージ

　筆者の日常臨床において，写真撮影を始めたのは20年以上前に遡る．当時はデジタルではなくアナログ（銀塩カメラ）であり，フィルム代と現像費用などのランニングコスト，現像してみなければきちんと撮影されているかが確認できないという不安と手間，膨大な数のスライドの管理・保管など，思い返せば現在とは比較にならないプレッシャーと毎日戦っていた．また，現像後の調整は現実的には不可能であり，今考えると非常にタフな環境であったことが思い出される．

Ⅱ 撮影編

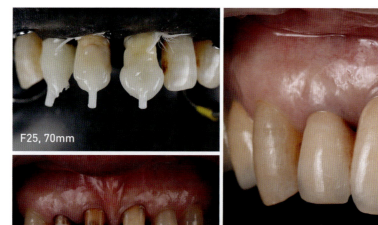
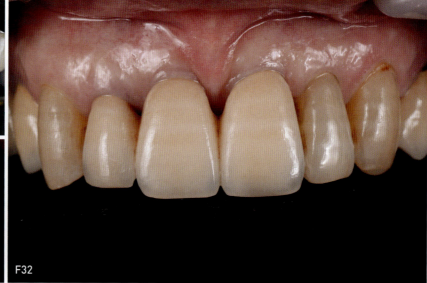

2-9 支台築造．この写真だけ105 mmではなく70 mmのマクロレンズを使用している．短いレンズ特有の歪み（魚眼レンズのような効果）がみられるが，こちらのほうが写真にキレはある

2-10, 2-11 セット時の支台歯の状態とセット後．同じ絞り値ではあるが，前述したように2-11のほうが補綴物の白い部分が多いため，明るく写っている点に注目

 21世紀に入って口腔内撮影もアナログからデジタルへと変わり，われわれがおかれている環境も変化した．撮影した画像はすぐさま確認でき，必要に応じてすぐに再撮影が可能である．また，多少の撮影の不備（全体の色調・明るさ・コントラスト，被写体の角度や大きさ）はソフトを使って調整が可能という時代である．しかしながら，調整すればするだけ画質が劣化する点に注意が必要であり，可能であればできるだけ調整が少なくて済む写真を撮影すべきであろう．文明の利器を活用することはもちろん重要であるが，本当に大切なことは今も昔も変わらないはずである．

 本文中では時として上から目線とも捉えられるような厳しい表現が散見されたと思われるが，ある程度臨床を重ね，素朴な疑問，あるいは自分の方向性に迷いを感じた時にまず先に相談する相手はその道の先輩ではなかろうか？　今改めて，10年前に師匠に言われた言葉を思い出している．

「お前の写真には魂がこもっていない！」

 本稿が読者の先生方の糧となり，確実で美しい写真撮影への参考となることを筆者は願ってやまない．

COLUMN

カミソリマクロ

　前歯部審美領域の撮影において，筆者がNikon D610（フルサイズ機）とシグマ105 mmマクロレンズというコンビを不動のものとしてから5年以上が経過している．シグマというとサードパーティ製の安いレンズと思われがちだが，レンズとしてのポテンシャルは純正以上の逸品も数多く存在する．筆者もシグマ105 mmの"キレ"にやられてしまった一人である．

　一方で，フルサイズ機に60 mm程度の短いレンズを好んで使用する人もいる．本書でも解説したとおり，長さの異なるレンズを使用した場合，短いレンズのほうがより高い解像度を得ることができるが，短くなるほど魚眼レンズのような画像の歪み（歪曲収差）が大きくなる．これは短いレンズ特有の仕様であり，各レンズの味と考えられるが，たとえば術前を60 mmで，術後を105 mmで撮影した場合，両者の画像は明らかに異なるため，術前と術後の比較が難しくなる．と言いつつ，筆者も好奇心旺盛な若かりし頃，さまざまなカメラとレンズの組み合わせを試していた時代があった．その結果，今のセッティングに落ち着いたのであるが，そこに至る過程で驚愕のレンズに出会っていた．

SIGMA MACRO 70mm F2.8 EX DG

　別名，カミソリマクロ．下記に示すとおり，触れたら指が切れそうなくらいのキレッキレの写真が撮れる逸品であるが，70 mmというニッチな長さが，王道の105 mmのバーサタイルな戦闘力には敵わず，諸事情により一旦は生産中止となった．

　しかし，2018年にこのレンズがフルモデルチェンジで再登場したのである．往年のシグマファンとしては嬉しい限りであるが，なんと！　内部メカニズムの関係で，Nikon用は販売されないとのこと…．Nikon派の筆者には手の届かない逸品である．

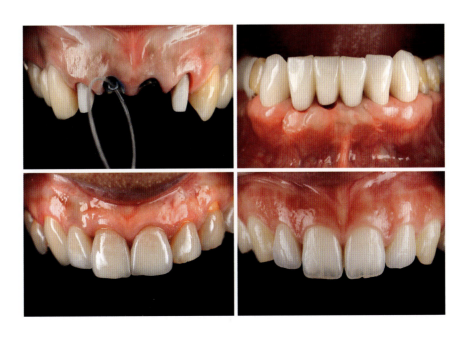

II 撮影編 CHAPTER 03 シェードテイク

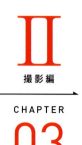

伊藤和明 Kazuaki Ito　**菊地康司** Koji Kikuchi

　審美歯科治療を行ううえでシェードテイクは重要なステップの一つであるが，正確に行うのは難易度が高いステップとも言えるであろう．エラーとなる要素をできる限り少なくするには，補綴物を製作する歯科技工士と共通認識をもち，正確な情報伝達を行うことが重要である．

　そこでChapter 3では，シェードテイクをどのように行うのかだけでなく，歯科技工士がシェード写真で見ているところはどこなのか？　そして必要なものは何か？　についても解説していく．

色とは

　色とは光の色とも言うことができ，光がなければ色も存在しない．眼の奥にある網膜には，明るさを感じる「かん体」と，色を感じる「すい体」という細胞がある．すい体では，光の三原色である赤，緑，青をそれぞれ感じて脳に伝え，脳でそれぞれの強さと組み合わせから色を判断している．たとえば，口腔内の歯肉が赤く見えるのは，主に赤色の光が歯肉に反射して眼に入り，他の色は吸収されているからである．歯牙が白く見えるのは光の三原色すべてが組み合わさり反射しているからであり，すべてが吸収されると黒色になる．すなわち，色とは光の反射であり，周りの環境によって変化する．

色の3つの要素

　天然歯のシェードテイクを行う際は，色の3つの要素を比較しながら見ていく必要がある．3つの要素とは「明度」「彩度」「色相」であり，以下ではこれらを順に解説していく．

1 明度

　明度（Value）とは色の明るさのことで，モノクロ写真にするとわかりやすく，白は明度が高く，黒は明度が低い（図1）．明度は天然歯の色調を模倣するうえで最も重要であり，ここでエラーがあると補綴物は浮いて見えてしまう．

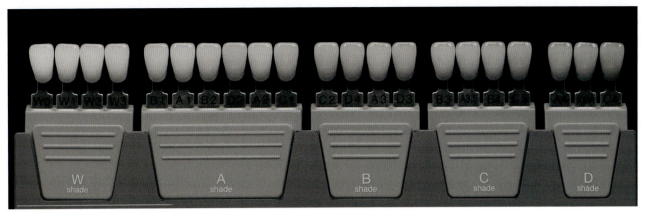

図1 明度
明度順（左が明度が高く，右にいくに従って明度が低い）にシェードガイドを並べてモノクロで撮影

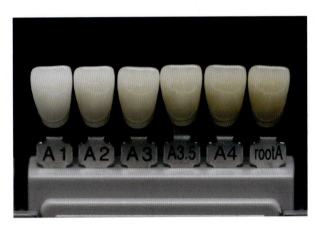

図2 彩度
数値が高くなるにつれて彩度も高くなっている

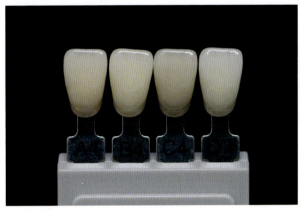

図3 色相
色相は同じ彩度のシェードガイドを並べると，色味の違いがわかる．A：赤茶系，B：赤黄系，C：グレー系，D：赤グレー系

2 彩度

彩度（Chroma）とは色の鮮やかさのことで，原色に近い色を彩度が高いと言い，色味を感じない無彩色を彩度が低いと表す．シェードガイドではA1からA4へといくに従って，彩度が高くなっている（図2）．

3 色相

色相（Hue）とは赤色，黄色，緑色，青色，紫色といった色の違いのことで，色合いや色味とも表現される．シェードガイドでは，色味の違いをA系統（赤茶系），B系統（赤黄系），C系統（グレー系），D系統（赤グレー系）のように表している（図3）．日本人の歯牙の多くはA系統であり，シェードガイドを選択する際にはまずA系統を基準に見ていくとよい．

II 撮影編

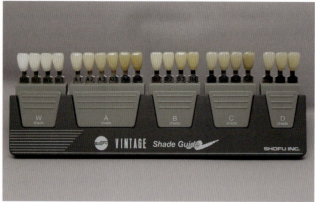
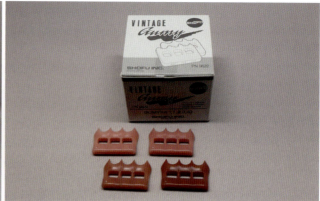

図4 筆者らが使用しているヴィンテージシェードガイドとガミー（松風）

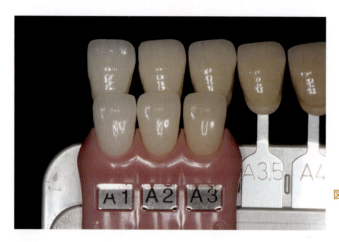

図5 シェードガイドの大きさの違い
ヴィンテージシェードガイド（下）はVitaのシェードガイド（上）に比べて小さい

機材の準備

1 シェードガイド

シェードガイドには多くの種類があり，製作を担当する歯科技工士が同じものをもっているかを確認する必要がある．また，その際に劣化による色調変化が起こっていないかも確認してもらうとよい．筆者らはヴィンテージシェードガイド（松風）を用いており，Vitaのシェードガイドに比べて小さく複数のシェードガイドを1枚の写真に収めやすいこと，またガミーに入れると並列に持ちやすいことも理由の一つである（図4，5）．

2 偏光フィルター

シェード写真を見る際に歯牙表面の反射が邪魔して，目標歯とシェードガイドの比較，切縁の内部構造が見づらいことも多い．偏光フィルター（ポーラーアイズ，AG PAC）を使用して撮影すると，不要な反射を抑えることができるだけでなく，コントラストが高くなるためシェードガイドとの比較がしやすくなる（図6，7）．そして，内部構造をより深く観察できるため，色調を再現しやすくなる．また，クラウンの試適時も偏光フィルターを使用して撮影すると，違いが見えて修正部分がわかりやすくなる．

シェードテイク

CHAPTER 03

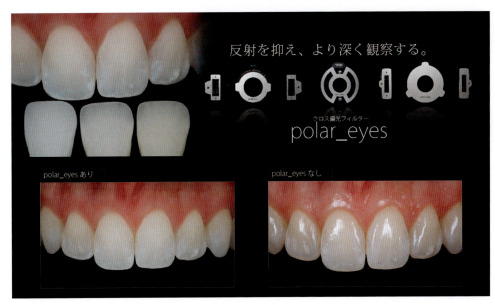

図6 偏光フィルター（ポーラーアイズ，AG PAC）

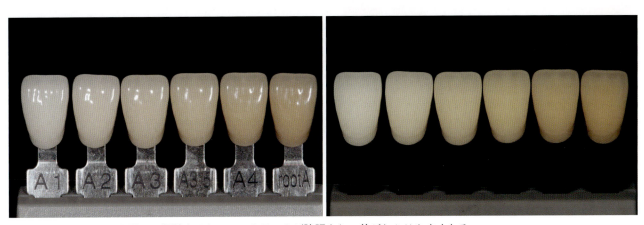

図7 偏光フィルターを用いて撮影すると，コントラストが強調され，差がわかりやすくなる

カメラとフラッシュの設定

　カメラの設定は，使用する機種，レンズやフラッシュによっても多少異なるが，絞り値はF 25～36で，被写界深度が深いほうに設定し，シャッタースピードは125～250で，使用機種のストロボ同調速度の最高値で固定している．ISOは100～200で，感度が低いほうに設定し，ホワイトバランスは5,250～5,500 K，もしくは18％のグレーカードを写してマニュアルで設定し，Autoは使わない．フラッシュはマニュアル設定で1/8～1/2にし，TTL（Thorough The Lens）自動調光は使用しない．

　以上の設定でフラッシュを使用せずに口腔内を撮影すると，真っ暗で何も写らないことがわかる．これはフラッシュの光のみに100％頼った設定であり，部屋の明るさの違いや，時間帯による自然光の違いに左右されないようにしている．

II 撮影編

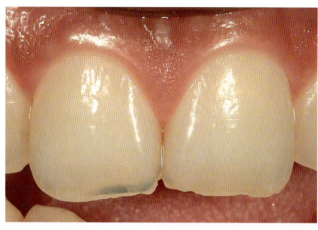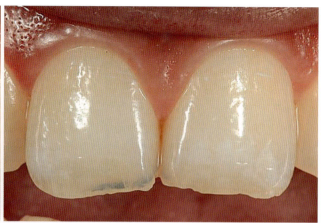

図8 歯面の乾燥
a：自然で乾燥していない状態．大きな色の特徴はない．シェードテイクはこの状態で行う
b：口を10分程度開けて乾燥した状態．全体的に白っぽくなり，白帯も強調されている．この状態でシェードテイクを行うとエラーが生じる

撮影前の準備

　天然歯は乾燥すると，白濁していき，白帯も強調される．その状態では内部の象牙質の色，構造も判断できなくなり，結果的にそこでエラーが発生し，白っぽい補綴物となってしまう（図8）．それを防ぐためには，ユニットに案内したらすぐにでもシェードテイクが始められるように，あらかじめ準備をしておく．やむを得ず時間が経過してしまった場合は，口に水を含んでもらい少し時間を置いてから撮影する．

シェードテイクの実際

　まずは基本となるシングルセントラルにおけるシェードテイクの実際を紹介する．

1 目標歯を決める

　まずシェードを合わせる目標歯を決めることから始まる．シングルセントラルでは，必然的に同名反対側の天然歯が目標歯となる．また，色は形の中にあり，形態も色調を決める重要な要素である．特に捻転や歯列不正がある場合には，プロビジョナルでしっかり形態も決めておくと，色のエラーも少なくすることができる（図9）．

2 シェードガイドの選択

　シェードガイドの中から目標歯に最も近いと思われるものを選択する．どのシェードガイドを選択するかについては，基本的に最も重要となる明度をみたいので，B1，A1，A2，A3，A3.5，A4，ブリーチシェードの中から選択する．色相の違うB，C，D系統の歯牙には臨床で遭遇することはあまりない．したがって，明度を重視して考えたほうがよく，例え黄色やグレーっぽい歯牙の場合であったとしても，モニターでA系統のシェードとの比較から判断できる．

シェードテイク 03

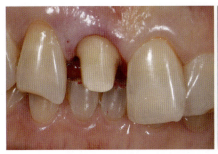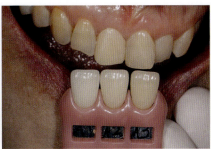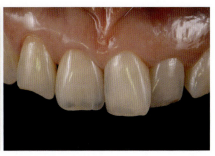

図9　シングルセントラルでは反対側が目標歯となる．また，図のように捻転や歯列不正がある症例ではシェードテイクまでにプロビジョナルで形態を決めておくことも重要となる

　次に，1本のシェードガイドのみだと，比較対象が少なく，明度の違いを判断しづらいため，明度の差を段階的につけるようにシェードガイドを並べる．たとえば，目標歯に最も近い色がA2とすると，左側にA1，右側にA3を並べる．このように明度の差をつくることで，例えA2が合っていなかった場合でも，周りと見比べて判断できるので，3本程度は並べることが必要である．ガミー（松風）を使用すると3本を並列に持つことができ，比較しやすくなる．

3　シェードガイドの設置

　シェードガイドが決まったら，目標歯の切縁とシェードガイドの切縁が揃うように並べ，目標歯とシェードガイドの間には必ず1 mm程度の隙間を開けておく．そして，軸面が目標歯と同じになるようにする．軸面が前後にずれた場合，フラッシュの当たり具合が異なり，前方にあるものが明るく（白く），奥にあるものが暗く写ってしまう．また，シェードガイドは前述のように3本を同一平面に並べる．

4　撮影

　色や形態のほか，艶（Luster）も重要で合わせなければならない．これには撮影する角度も重要である．天然歯には基本的に三面（歯頸部，中央部，切縁部）があるとされており，これを意識して必要な部位にハレーションがないように正面からだけでなく，少し斜め上方の2方向から写真を撮ることが必要である（図10，11）．

　歯頸部側1/2は，シェードテイクで最も重要な明度を見ているので，この部分とシェードガイドが鮮明に撮れているかを確認する．切縁側1/2は，マメロン形態，トランスの色も複雑で，細かいキャラクターが存在するため，この部分はほかよりも接写で撮影し，撮影する角度は他よりも少し斜め上方から行う．また，歯科技工士は撮影された写真から自分が使用している陶材のレシピのようなものを作っているので，正面と上方から撮影したものに加えて，横から撮影したものもあると望ましい（図12，13）．さらに，コントラスターを使用して強調された写真もあるとよい．

撮影編

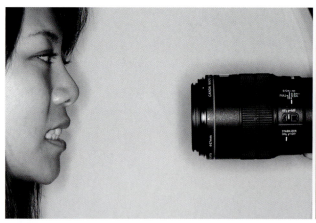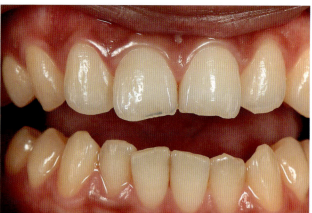

図10　正面から撮影するとフラッシュの反射が多くなり，シェードテイクの写真としては不向きであるが，テクスチャーは見えやすくなる

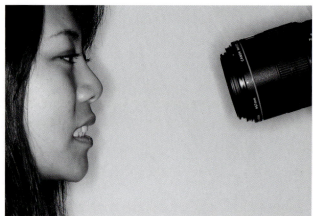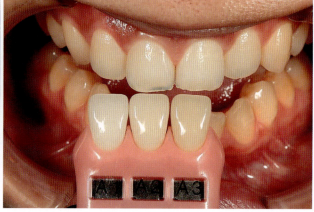

図11　少し斜め上方から撮影し，歯牙とシェードガイドの同じ場所にフラッシュ光が当たるようにシェードガイドの角度を調整する

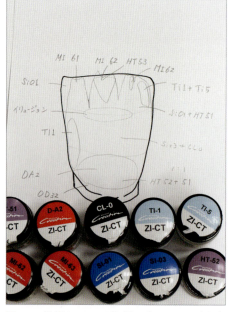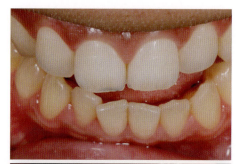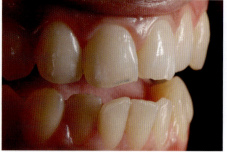

図12　使用している陶材で色のレシピを考えている

図13　上方や側方から撮影すると，切縁の内部構造やクラックラインなどが見えてくる

CHAPTER 03 シェードテイク

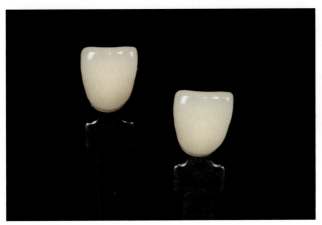
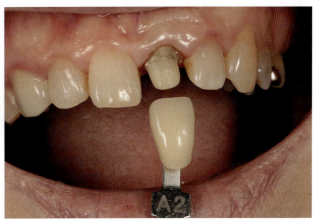

図14 同じA2のシェードガイドを前後に1 cm離し，前方からフラッシュ撮影した．手前にあるほうが先に光が当たるので白く見えてしまう．シェードガイドは必ず同一平面に置かなければならない

図15 誤ったシェードテイク．シェードガイドは目標歯の真下に置くこと．また，1本のシェードガイドでは差がわかりづらい

そのほか，メタルコアや支台歯の変色を見るために支台歯の写真も必要となる．なお，支台歯の上にシェードガイドを置いて撮影した写真を目にすることがあるが，これでは目標歯よりもシェードガイドが手前にきてしまい，手前にあるシェードガイドのほうが目標歯より白く写ってしまう（図14）．必ず目標歯の真下に置くように注意する（図15）．

前歯における複数歯のシェードテイク

複数歯の場合は，目標歯を補綴歯の隣在歯にするのか，対合歯列の同名歯にするのか（例：上顎両側中切歯が補綴歯であれば，上顎側切歯か下顎中切歯にするのか），あるいはそれらよりも「色を白くしたい」といった患者の要望を聞いておく必要がある．シェードテイクの手法自体は，シングルセントラルで行った場合と同じである．

なお，作業用模型では正中線や咬合平面を推測することは困難で，歯列不正がある場合や，咬合平面に傾きがある場合などは補綴物の形態（軸）にエラーが出やすい．それを防ぐためには，プロビジョナルがセットされた状態での顔貌写真とその状態のスタディモデルが必要となる．写真を確認しながらスタディモデルの基底面を瞳孔線と同じになるように削ることで，咬合器マウント時の咬合平面のズレを防ぎ，形態（軸）のエラーをなくすことができる（図16）．

臼歯部のシェードテイク

臼歯部のシェードテイクではリングフラッシュが使いやすい．写真としては，頰側面観と咬合面観の2つの写真が必要になる．咬合面観しか撮影しない場合をよくみかけるが，臼歯は咬合面のエナメル質が厚く，内部の象牙質までは見えにくい（図17）．したがって，咬合面観の写真だけでは肝心の明度が判断できず，ベースとなるデンティン陶材を選ぶことができない．

Ⅱ 撮影編

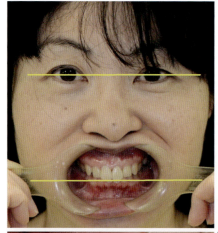
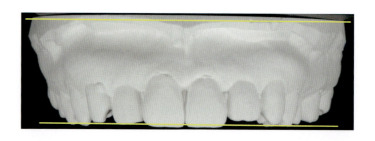

図16 複数歯では正中線と顔貌がずれないように,プロビジョナルが入った顔貌写真とスタディモデルが必要になる(顔貌写真は患者の許諾を得て掲載)

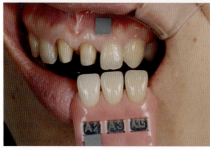
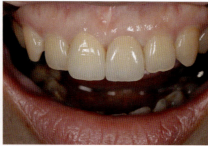
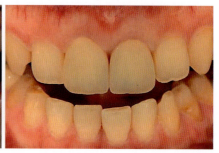

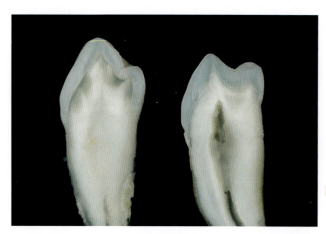

図17 臼歯部は咬合面のエナメル質が厚いため,咬合面観では象牙質の色が見えにくく,咬合面観のみではシェードはわからない

　頰側面観のシェードガイドの選択では,前歯と同じように目標歯に最も近いと思われるガイドを真ん中に3本のシェードガイドを並べ,咬頭対切縁になるように同一平面に置く.ただし,小臼歯までは横からフラッシュの光が十分当たるので適正な撮影ができるが,大臼歯では頰粘膜がフラッシュの光を遮るだけでなく,シェードガイドの物理的な高さもあるので,同一平面に並べることは困難である.無理に並べて暗い写真になっても意味がないので,目標歯を小臼歯に設定する.小臼歯の頰側面にシェードガイドを

CHAPTER 03 シェードテイク

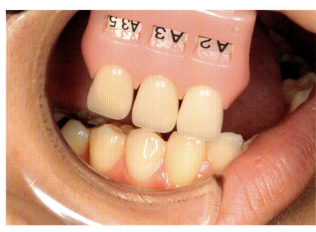
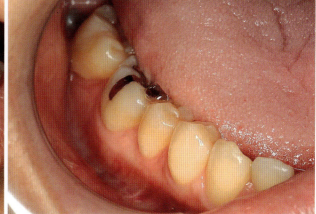

図18 臼歯部も前歯部と同様に咬頭対切縁でシェードガイドを並べる．無理に大臼歯にシェードガイドを合わせず，目標歯を小臼歯に設定し，小臼歯からの全体像についても撮影する

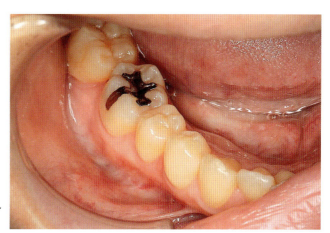

図19 咬合面観の写真はエナメル質の白さや裂溝のステインを再現するのに必要である

置いた写真とシェードガイドを入れずに頰側面の流れを撮影することで，それらの写真から色調を連想することができる（図18）．

咬合面観の写真は，主にエナメル質の白さや裂溝のステインを再現するのに必要である（図19）．

まとめ

シェードテイクは補綴物の製作を担当する歯科技工士が行うのが理想的と考えるが，物理的な距離や時間，費用の問題から多くの場合に困難である．そこで，カメラやフラッシュの設定を共有し，シェードガイドの選択，並べ方，置く位置などを工夫して，歯科技工士が知りたい情報を提供することができれば，補綴物の製作上のエラーを少なくすることができる．また，歯科技工士が扱う模型では顔貌は判断できないので，必然的に顔貌写真やスタディモデルが必要となる．

II 撮影編 CHAPTER 04 補綴物の撮影

松本圭史 Yoshifumi Matsumoto

補綴物を撮影する必要性

　美しい補綴物は製作した歯科技工士の言わば「魂」のようなものである．また，補綴物は臨床になくてはならないものであり，口腔内で少しでも長い期間機能してほしいと歯科医師，歯科技工士，患者の誰もが願っている．そして，補綴物が患者の口腔内に装着されると，二度とそのままの形で戻ってくることはなく，戻ってくる際は補綴物の破折や脱離など術者にとって負の場合でしかない（図1）．そのためにも，口腔内だけではなく，補綴物も写真として記録に残しておくべきである．こうすることで，問題などが起きた際，セラミックスであればメタルフレームやジルコニアフレームはどのような形態であったか，臨床ステップは適切であったか，また咬合関係はどうだったか，などを確認することができる．また同様に，ワックスアップなどの写真も診査診断を進めるうえで必要不可欠であり，写真として残しておくべきであろう．

　そこで，Chapter 4では本書の特色である"魅せる臨床写真"に沿って美しい補綴物の撮影方法について解説していきたい．

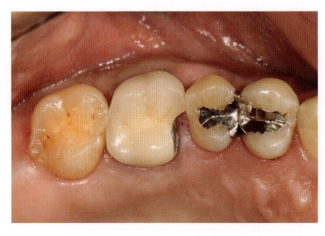

図1　6| に補綴を行ったが，5年後，口蓋側近心にセラミックスの破折を認める．理由としては咬合調整の不備，メタルフレームのサポート形態の不備などがあげられる．なぜこのようなことが起きたのか，装着時の写真を見返して考察することは非常に重要と考える

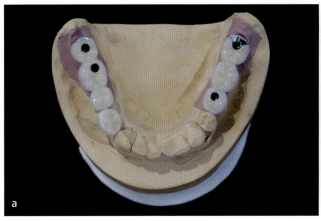 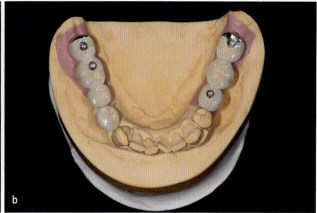

図2 コンパクトカメラと一眼レフカメラによる違い
a：コンパクトカメラで撮影．b：一眼レフカメラで撮影

図3 コンパクトカメラで撮影したものを拡大すると，画質が足りなく，画質荒れを起こしてしまう（a）．一眼レフカメラで撮影すると，画質が高いため，拡大しても画質荒れが起きにくい（b）

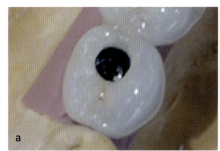 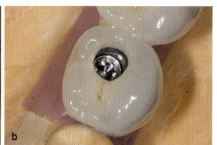

補綴物を撮影するうえでの準備

カメラなどの基本的な機材については口腔内を撮影する場合（Ⅰ編を参照）とほぼ同様であるが，補綴物をきれいに写すには適切な撮影環境が必要となる．ここでは，それらを撮影時の注意点とともに解説する．

1 カメラ

カメラは大きく分けてコンパクトカメラと一眼レフカメラがあるが，両者で撮影された補綴物の違いを見ていただきたい（図2）．コンパクトカメラで撮影された画像は，色味が足りず，また画質も一眼レフカメラと比較して低いため，大きく拡大すると容易に画質荒れを起こしてしまう（図3）．一方，一眼レフカメラで撮影された画像は，影があるものの，石膏模型本来の色味が記録できているのではないだろうか．

これらのことから，補綴物においても一眼レフカメラを使用し，十分な光量，画質で撮影されるべきである．単なる"物撮り"だからと言って，カメラの質を落とすべきではない．なお，カメラ本体の基本設定については，筆者は口腔内写真の撮影と同じ設定で撮影している．

II 撮影編

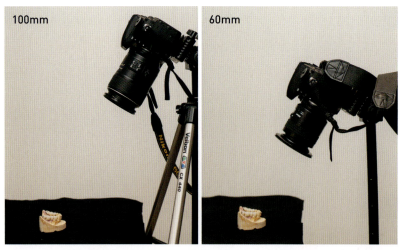

図4　100 mmレンズと60 mmレンズで撮影した場合，60 mmのほうが被写体と近くなる（通常はフラッシュ，撮影用ボックスを用いて撮影するが，ここではわかりやすくするため外している）

2 レンズ

　レンズは口腔内写真の撮影と同様にマクロレンズを使用しているが，焦点距離の短いものを用いている．焦点距離の短いレンズを使用すると，それだけ被写体と近づいて撮影することになり，口腔内写真を撮影する場合は患者と近接してしまうため，患者にとって決して気持ちの良いものではない．しかし，補綴物であればいくら近接しても問題ないので，なるべく被写体と近接して可能なかぎり光を横から当てて影をなくしたい．筆者は，補綴物の撮影には60 mmぐらいのレンズが妥当だと考えている（図4）．

3 フラッシュ

　リングフラッシュは正面から光が当たるため，補綴物の周囲に濃い影ができやすい（図5a）．一方，ツインフラッシュは横から光が入るため，補綴物の細かい陰影などを明確に記録することができる（図5b）．しかし，それでも補綴物の左右に影ができてしまうので，ツインフラッシュにバウンサーやディフューザーを使用して拡散された光を当てることで，影をできにくくすることができる（図5c，6）．特に補綴物にメタルがある場合は，光が反射されて暗く写ってしまうため，強い光を当てるのではなく，上記のように拡散された柔らかい光を当てることが非常に重要となる．また応用にはなるが，ワイヤレスのフラッシュ1灯を後ろから当てて撮影すると，さらに影をなくすことができる（図7）．

　なお，フラッシュはマニュアルモードで1/8～1/2の設定で撮影している．TTL自動調光モードで撮影を行うと，毎回同じ光量での撮影ができないため，暗く写ってしまった時に修正が困難であり，必ずマニュアルモードで撮影を行うのがポイントである．

CHAPTER 04 補綴物の撮影

図5 フラッシュによる陰影の違い

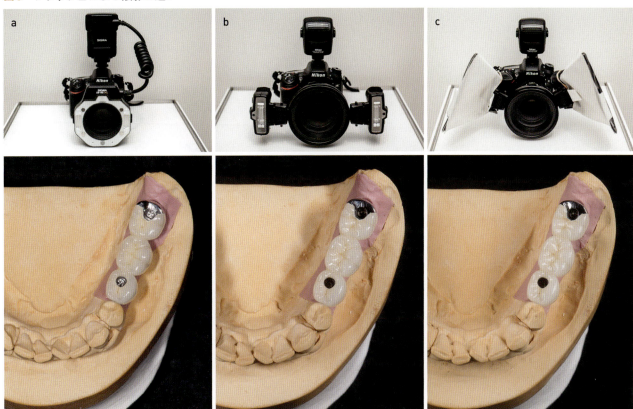

a：リングフラッシュでも情報としては十分であるが，補綴物の周囲に濃い影ができやすい

b：ツインフラッシュで撮影すると，横から光が当たるため，補綴物の陰影がはっきりするが，それでも横に影ができてしまう．また，インプラントのスクリューの部分には光が当たらず，黒い影になる

c：ツインフラッシュにディフューザーを併用すると，柔らかい光になり，周囲に影ができにくく，咬合面形態もしっかりと記録されている

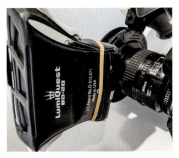

図6 筆者が使用しているディフューザー（ウルトラソフト，ルミクエスト）

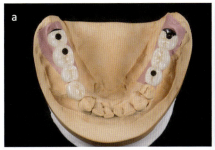
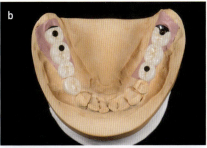
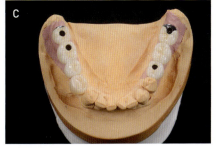

図7 バウンサーのみ（a）とディフューザーつき（b）．ディフューザーがついてもあまり変わらないように見えるが，ディフューザーがあるほうが色味に温かみがある．しかし，このくらいであれば補正ソフトで修正できる範囲である．さらにワイヤレスフラッシュを後ろに置くと，影を限りなく減らすことができる（c）

81

II 撮影編

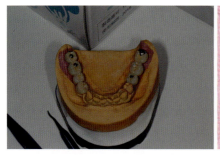
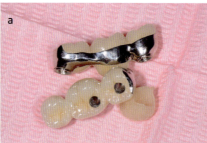
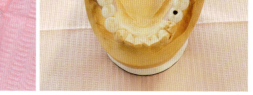

図8 写真に余計なものが写り込んでいる．また，100 mmレンズを使用したため，被写体との距離が長く，露出がアンダーになってしまっている．TTL自動調光モードで撮影を行うと，露出をその場で修正するのが困難である

図9 デンタルエプロン上で撮影されたもの．bは彩度が足りていなく，露出がオーバーである

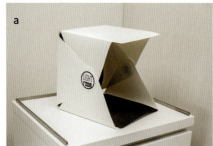
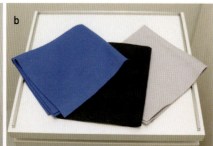

図10 簡易的な撮影用ボックス（a），背景用の布（b）くらいは用意しておきたいところである

4 撮影環境

　補綴物の撮影において，撮影環境は非常に重要である．せっかく歯科技工士がていねいに製作した補綴物であっても，適切に撮影されなければそのこだわりが記録に反映されず台無しになってしまう．たとえば，デンタルエプロンの上で補綴物を撮影していたり，余計なものが写り込んでいる写真をよく目にするが，これでは特に準備もせず補綴物を装着する直前になって撮影の必要性に気づき，急遽撮影したことが伝わってくる（図8，9）．もちろん，スタジオのような設備は必要ないが，ある程度の撮影ができる準備はしておくべきであろう（図10）．

　前掲した写真のように黒い布を敷いたり，補綴物だけなら口腔内撮影用ミラーの上にのせて撮影することもある（図11）．また，口腔内撮影用ミラーの上に水を少し加えると，幻想的な写真にすることもできる（図12）．簡便に黒バックにする方法は手で持って撮影することであり，口腔内写真と同様の設定で撮影することで背景が消えて黒くなる（図13）．ただし，壁などの背景が近いとそれらが写り込んでしまうので，壁など背景となるものから十分に距離をおいて撮影することが重要である．

　背景を白くしたい場合は少し工夫が必要であり，白いものの上で撮影しても影ができ，背景も少しグレーがかってしまう．そのような時は，後ろにワイヤレスフラッシュを1灯置くと，影ができにくく，背景も白くなりやすい．また簡便な方法としては，シャーカステン上に被写体を置いて撮影すると，影を取り除くことができる（図14）．

CHAPTER 04 補綴物の撮影

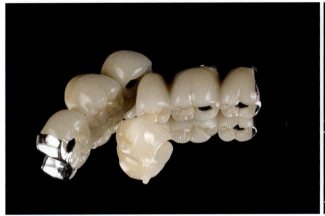

図11 黒バック
撮影用ボックスに黒い布を敷き，口腔内撮影用ミラーの上に補綴物（被写体）を置いて撮影すると，光が反射し，きれいな黒バックの背景をつくりだすことができる

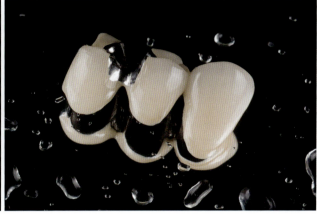

図12 口腔内撮影用ミラーの上に水を加えると幻想的な写真になる

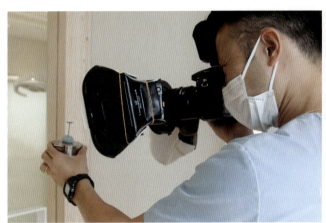

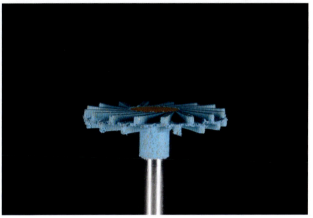

図13 簡便に黒バックにする方法
手で持って撮影することで，簡便に黒バックにすることができる．ポイントは背景になるものから十分な距離をとることである

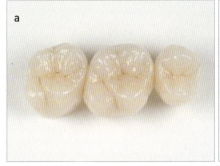
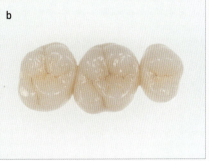
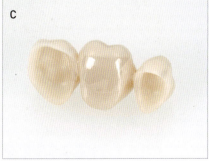

図14 白バック
白い背景をそのまま撮影するとグレーになりがちであるが（a），シャーカステン上で撮影を行うことにより，きれいな白の背景を作り出すことができる（b, c）

83

II 撮影編

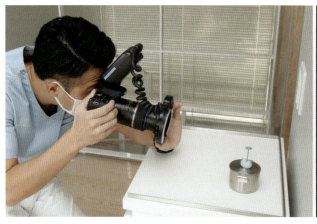
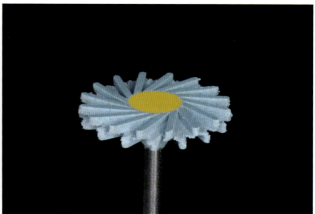

図15　リングフラッシュを正面から当てる方法

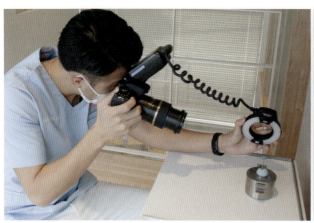
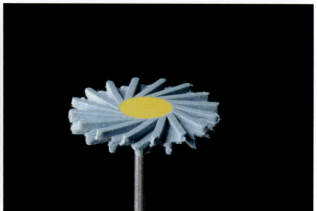

図16　リングフラッシュを横から当てる方法

実際の撮影方法

それでは，実際に筆者がどのように撮影を行っているかを紹介する．撮影のポイントを一言で表すと"フラッシュをどのように扱うか"である．

1 リングフラッシュを用いる方法

(1) 正面からフラッシュを当てる場合

口腔内撮影用のリングフラッシュで模型などを撮影すると，前述のように大きく影ができてしまう．バーなどの撮影では正面からフラッシュを当ててもさほどおかしくないように見えるが，物体の立体感は引き出せていない（図15）．

(2) 横からフラッシュを当てる場合

横からフラッシュを当てると，物体の立体感が把握できる写真になる．ちなみに，リングフラッシュを当てる位置によって写真の味も変わるので，ぜひ試してみてほしい（図16）．

補綴物の撮影

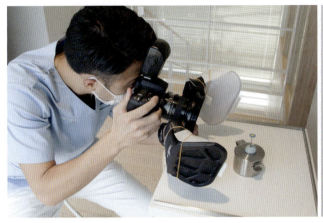
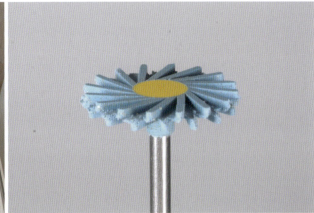

図17　ツインフラッシュを正面から当てる方法

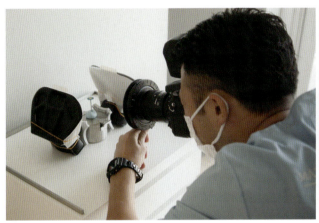
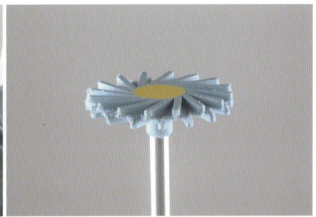

図18　ツインフラッシュを真横から当てる方法

2 ツインフラッシュを用いる方法

(1) 正面からフラッシュを当てる場合

　ツインフラッシュであれば正面から撮っても，実際の光は斜めから当たるので，このままでも十分にきれいな写真を得ることができる（図17）．筆者もこの撮影法で補綴物の撮影を済ませることが多い．

(2) 真横からフラッシュを当てる場合

　真横からツインフラッシュを当てると，模型など大きな被写体は影ができてしまうおそれがあるが，バーなどの小さな被写体であれば幻想的な写真を撮ることができる（図18）．また，後ろからもう1灯フラッシュを当てると背景が飛んで，明るい写真を得ることができる．

(3) ボックスを併用する方法

　上記の3つのフラッシュを使用する方法にボックスを併用すると，ボックスの天井に光が跳ね返り，背景が白く飛んだ写真を撮影することができる（図19）．

II 撮影編

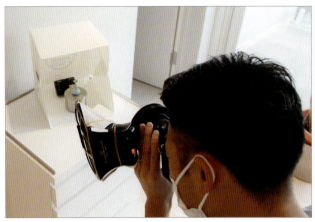

図19　ボックスを併用する方法

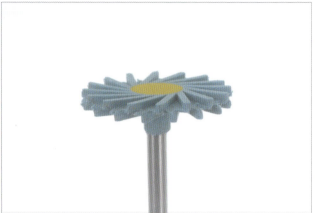

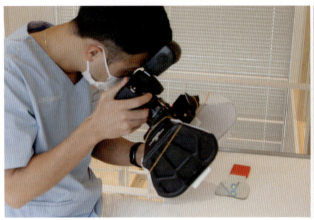

図20　ミラーを使用する方法

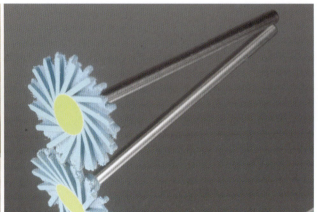

3　ミラーを使用する方法

　ミラーを用いて補綴物を撮影する場合はツインフラッシュを使用する．また，普通の鏡は表面反射ではないため被写体が二重に写ってしまうので，口腔内撮影用ミラーを用いる（図20）．ここでは背景をグレーにしているが，上から黒い布をかぶせれば黒バック，白い布にすれば白バックにすることができる．

補綴物を撮影するうえでの臨床的ポイント

　筆者は補綴物を撮影する場合，咬合面と側方面を撮影し，また咬合平面が適切であるかを記録しておくため前方からも撮影するようにしている（図21）．また，メタルやジルコニアなどのフレーム材料の記録には，舌側からの撮影も必要であるほか，模型から外して補綴物内面の撮影も行っている（図22，23）．そして，インプラント補綴であれば，どのようなメタルフレームで，スクリューの位置はどこかといったことも記録として残しておく（図24）．

CHAPTER 04 補綴物の撮影

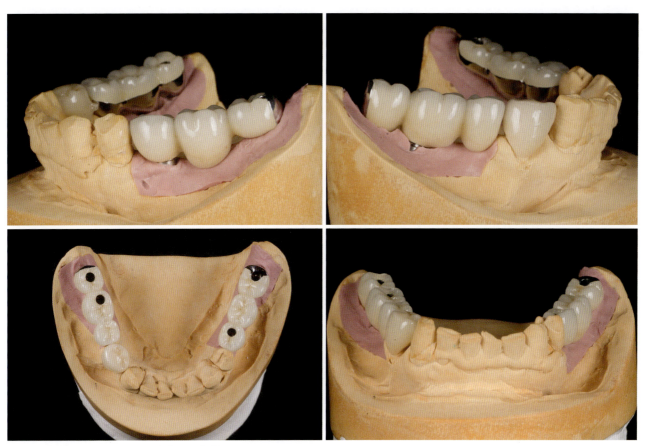

図21 筆者は通常,あらゆる角度から撮影を行っている
　背景には余計なものが写りこまないように,撮影用ボックス内で撮影する.筆者は黒い布を後ろに置いて撮影を行っている

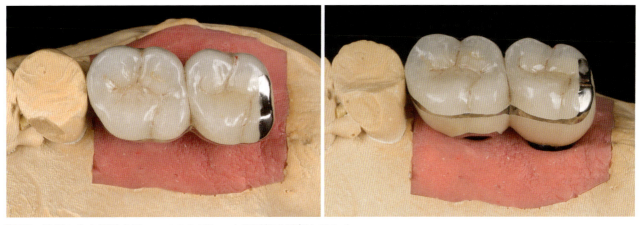

図22 舌側からも撮影を行い,メタルフレームの形態を記録しておく

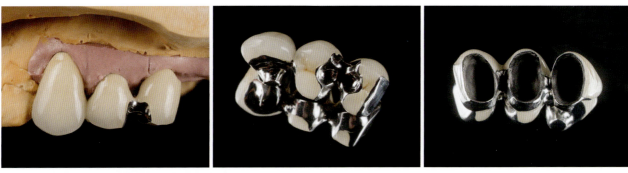

図23 模型から外して補綴物の内面も撮影しておく

87

II 撮影編

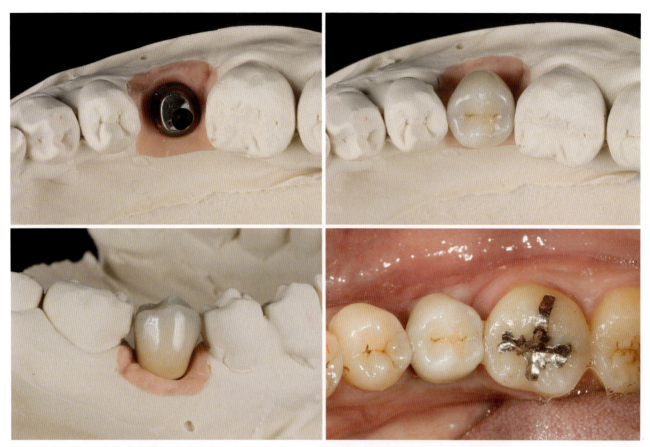

図24 インプラント治療の場合は，治療後に内部スクリューが緩んでも対応できるように補綴物を外し，アバットメントの形態，スクリューの位置も写真に記録しておくべきである

表1 露出がアンダーな場合の対処法

- フラッシュの光量を上げる
- カメラの絞り値を開放する
- カメラ本体のISO感度を上げる
- シャッタースピードを下げる

咬合器の撮影　～被写体との距離が遠い場合～

　咬合器の写真も歯科技工士とのディスカッション，またはプレゼンテーション（ワックスアップ時など）においては必須である．筆者らは，カメラの仕様については口腔内撮影と同様のセッティングで撮影を行っている．ただし，マクロレンズで撮影する際，補綴物などの小さな被写体の場合は近い距離で撮影できるが，咬合器などの大きな被写体を撮影するにはある程度の距離が必要となる．したがって，口腔内撮影と同じ設定でマクロレンズにリングフラッシュまたはツインフラッシュにて撮影を行うと，露出がアンダーな写真になってしまうので，対処が必要となる（表1）．

補綴物の撮影 CHAPTER 04

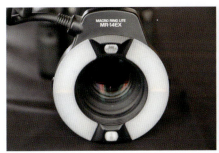

図25 リングフラッシュで咬合器を撮影した場合

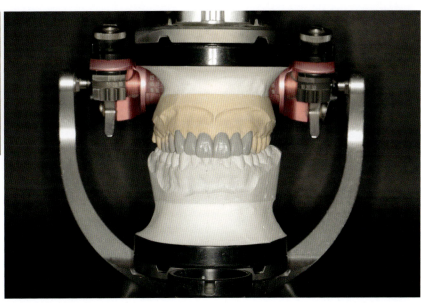

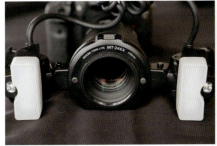

図26 ツインフラッシュで咬合器を撮影した場合

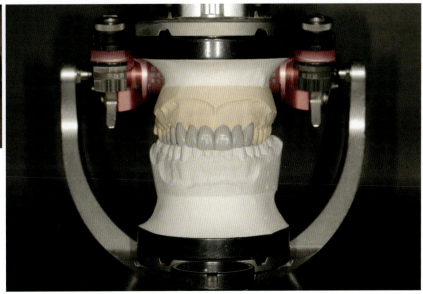

　リングフラッシュで撮影した画像を図25に示すが，正面からフラッシュが当たるため平面的な画像になり，前歯部は白飛びしている．ツインフラッシュで撮影した画像は少し立体的に写るものの，被写体との距離が遠いため，あまり変化は見られない（図26）．なお，これらの撮影はフラッシュの光量を上げて撮影しているが，フラッシュの設定がTTL自動調光だと自由に光量を設定できないため，フラッシュの光量を上げるにはマニュアルモードで行うのが必須である．

89

撮影編

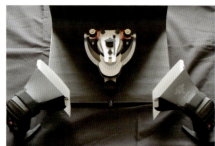

図27 外部フラッシュを用いて咬合器を撮影した場合

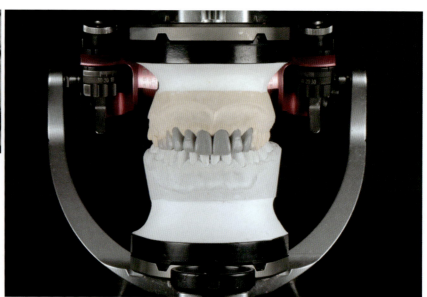

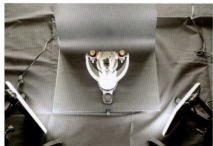

図28 LEDランプを用いて咬合器を撮影した場合

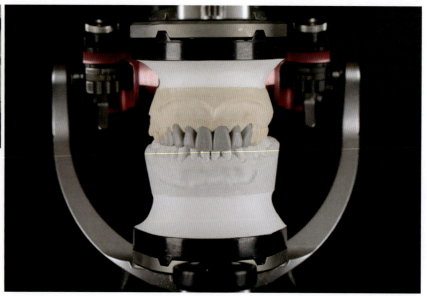

　外部フラッシュを使うと，フラッシュを至近距離で横から光を当てることができるため，写真に白飛びもなく，ワックスアップに立体感が出ているのがわかる（図27）．また，LEDランプを当てた状態で撮影した場合，全体的に光がまわりワックスアップ表面のテクスチャーが表現されており，石膏の色なども肉眼で見たままの色調が再現されているのではないだろうか（図28）．この場合はフラッシュなしで，絞り値を開放して撮影を行っているが，あまり開放しすぎると被写界深度が浅くなり，臼歯部のピントがぼけるので注意が必要である．絞り値を変えない場合はシャッタースピードを下げて撮影を行うが，下げすぎるとブレの原因となるため，三脚の使用が必須となる．

補綴物の撮影 CHAPTER 04

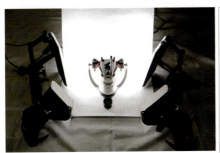

図29 白バックにする方法

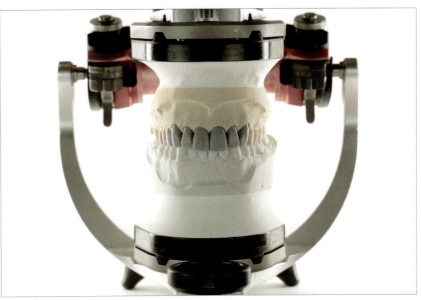

　最後に，海外演者のプレゼンテーションでよく見かける，背景を白バックにする方法を紹介する．ただ白い布などを背景にしただけでは，少しグレーがかった背景となってしまうので，前述の外部フラッシュとLEDランプを用いて背景を白く飛ばす必要がある（図29）．臼歯部は白飛びしているが，前歯部のワックスアップははっきりと確認できる．このような写真では相手に何を伝えたいかで露出の量を決めるべきである．

　ここでは，咬合器など被写体との距離が遠い場合の撮影方法を紹介したが，これはほんの一例にすぎない．フラッシュの光量やカメラ本体の設定，被写体との距離などで写真の色味や露出は微妙に変化する．したがって，良い写真とするためには何回も撮影を行って，適正な露出を決定するしかない．

まとめ

　本章では補綴物の撮影について解説した．単なる"物撮り"ではあるが，きれいな写真を撮影するにはさまざまなテクニックが必要となる．また，プロカメラマンのような設備は必要ではないが，最低限の機材は揃えておきたいところである．きれいな写真を撮影することで日々の臨床が楽しくなるだけでなく，歯科技工士にとっても自分の製作した"魂"をきれいな写真で記録として残すことができれば嬉しいに違いない．また，診査診断においてワックスアップの記録などがあれば，歯科技工士とのコミュニケーションもスムーズになっていくと思われる．補綴物の装着は患者にとって言わば"ゴール"である．そのゴールを写真に収め，喜びを分かち合えるのは術者にとってこのうえない幸せである．そのためにも二度と返ってくることのない，歯科技工士が製作した補綴物をわれわれはなるべくきれいな形で記録しておくべきではないだろうか．

　読者の先生方にもぜひいろいろな方法を試して"魅せる写真"を撮影していただければ幸いである．

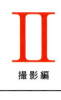

II 撮影編
CHAPTER 05

前歯部の審美性を重視した撮影

丹野 努 Tsutomu Tanno

前歯部の撮影とは

　前歯部の撮影は，規格的な要素と審美的な要素の両方を兼ね備えていなければならない．なぜなら，歯科医療は病気を治すとともに，患者の審美的な要求にも対応しなければならないからである．そして，前歯部の撮影もその用途によって使い分けが必要である．シェードテイクでは実際の色調をそのまま写真に残さなければならないし，前歯の計測や術前との比較では規格性のある写真が求められる．特に審美的な要素が高い治療においては，実物と同じような写真を撮る必要がある．しかし，写真は三次元のものを二次元に落とすので，その撮り方によっては実物よりもかなり劣るような写真になることもあれば，実物と見紛うほどの写真になる場合もある．一方で，前歯の審美的な写真においては，何かルールが決まっているわけではなく，筆者も試行錯誤しながら行っているのが現状である．

　そこでChapter 5では，筆者が日常臨床において前歯の撮影を行う際のコツや注意点などを解説していきたい．

前歯部の撮影の種類

　前歯部の撮影には，下記に示す3つのパターンがある（図1）．
　①口唇を側方に牽引した状態での上下顎の正面観
　②口唇を上方に牽引した状態での上顎前歯部の写真
　③口唇を上方に牽引し，コントラスターを入れた状態での上顎前歯部の写真
①は上下顎の正面観のため，上顎前歯へのフォーカスが分散する．②はコントラスターを用いないため，自然な状態の色調を再現できるが，舌や下顎の歯が写り込んでしまうという難点もある．③はコントラスターによって背面が黒くなり，より上顎前歯にフォーカスが集中する．①や②に比べると自然感は失われるが，海外での審美症例のプレゼンなどでは③が好んで用いられている．つまり，どのパターンにも一長一短があることから，どれを選ぶかは"その症例をどのように見せたいのか"によって変わってくる．以下では，前歯部の審美性を重視した③の撮影について解説していきたい．

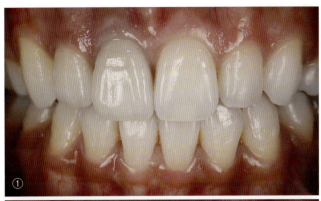
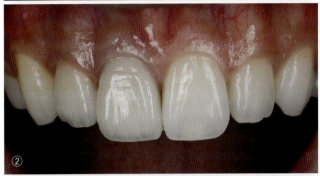
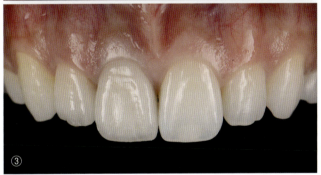

図1 上下顎を入れるのか，コントラスターを用いるのかは，その症例をどう見せたいのかによって変わる．コントラスターを用いると，より前歯の詳細がフォーカスされる

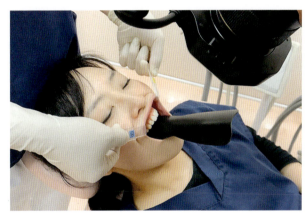

図2 コントラスターを用いた撮影

コントラスターを用いた上顎前歯部の撮影

　コントラスターを用いた上顎前歯部の撮影の場合，まずはアシスタントにリトラクターを用いて口唇を上方に牽引してもらい，コントラスターを上顎大臼歯と下顎前歯で支えられるように挿入する（図2）．その後，3┼3 がしっかりと露出するように，アシスタントにリトラクターを牽引してもらう．また，患者にはなるべく口を大きく開けてもらい，コントラスターと上顎前歯との距離を離すことで，コントラスターへの像の反射を抑えることができる．ちなみに，RAW形式で撮影する場合は，撮影後にその反射を修正することも可能である．

II 撮影編

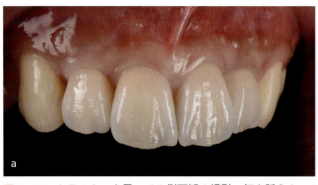 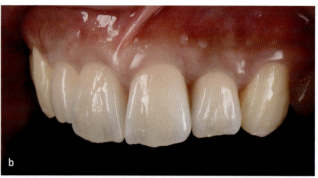

図3 コントラスターを用いての側面観の撮影．何を訴えたいかによって構図を多少変更する場合がある．a：右側面観，b：左側面観

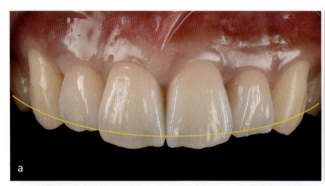 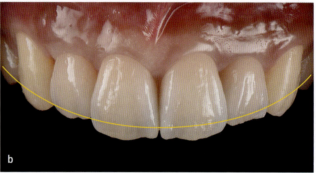

図4 正面からの撮影と上方からの撮影
正面から撮影したほうが歯の長さの比率などを正確に比較することができる．一方，上方から撮影すると切端部の弧が強くなり，より立体感が出せる．どちらの撮影がよいかは撮影者の好みにもよるが，術前との整合性をとらなければならない

審美領域における撮影の構図

審美領域の撮影では，正面，右側面，左側面の3方向からの撮影が基本となる（図3）．撮影する範囲は，4┼4，3┼3，2┼2，1｜1など用途により使い分ける．なお，正面観はやや上方から撮影したほうがきれいに見える場合もあるが，術前と比較する場合には同じ角度で撮影することを心掛けたい（図4）．

105 mmマクロレンズの場合は焦点距離が長くあまり寄れないため，まず大きめの画角で撮影しておいて，後でトリミングするのがよいであろう（図5）．60 mmマクロレンズの場合は，接写可能なためトリミングなしで撮影することも可能である．

マクロレンズの焦点距離による違い

60 mm，85 mm，105 mmなどマクロレンズの焦点距離によって，同じ被写体を撮影していても，写る像は変わってくる（図6）．焦点距離が短い60 mmのレンズで撮影すると，歯の表面の微細構造を詳細に捉えることができる反面，写真の端に収差という歪みが生じて湾曲した写真となる．焦点距離が長い105 mmのレンズで撮影すると，写真の収差が少なくなる．

CHAPTER 05 前歯部の審美性を重視した撮影

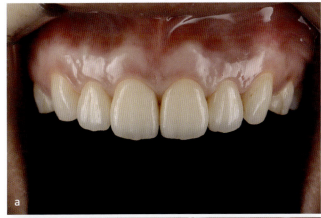

図5 105 mmで撮影した場合のトリミング
a：トリミング前，b：4┼4 でトリミング，c：3┼3 でトリミング．どこまでトリミングするかは，その写真で何を主張したいかによる．トリミングを行う場合は，画素数（トリミング耐性）の高いカメラで撮影したほうがよい

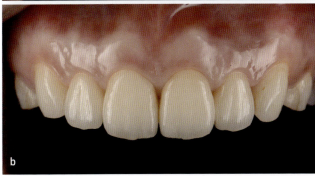
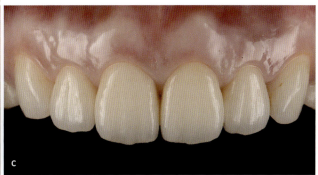

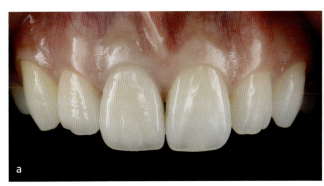
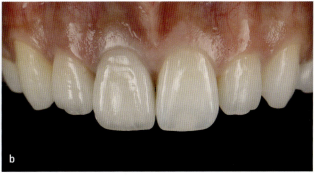

図6 使用レンズによる違い
a：60 mmマクロレンズ，b：105 mmマクロレンズ．60 mmだと幅が狭く，105 mmだと幅広に写る．RAW形式で撮影しておくと，Photoshopなどで現像する際に収差をある程度は補正できる（Ⅲ編 Chapter 1参照）

光を制する者は写真を制す！

　どのように写るかは"光をどのように扱うか"によって決まると言っても過言ではない．光の要素としては，①光の量，②光の方向，③光の分散の3つに分けられる．この3要素を上手くコントロールすることによって，審美性の高い前歯部の写真を撮影できるようになる．海外の著名な歯科医師も審美的な写真を撮るためにオリジナルの手法で撮影しているが，ほとんどがカメラの性能の違いではなく，フラッシュの光をどのようにコントロールするかが重要となり，それによって写真の出来も変わる．

II 撮影編

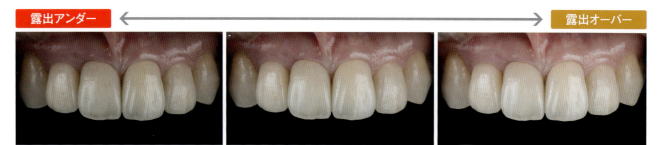

図7 露出によっても写真の表現が大きく変わる．なるべく実際に近いように調節するとよい

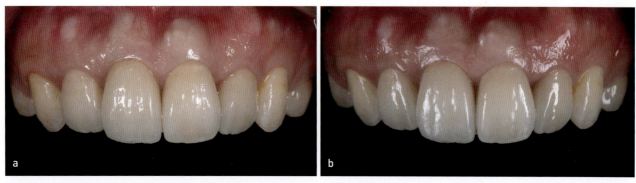

図8 リングフラッシュとツインフラッシュの違い
　リングフラッシュを用いると中切歯の正面に光が当たってしまい，微細構造がわからなくなる．ツインフラッシュを用いると隆線部に光が当たり，歯の微細構造がはっきりとする

1 光の量

　光の量は，Ⅰ編Chapter 2で述べたように適正露出が得られるように機材を設定し，コントロールすることが大切である（図7）．またRAW形式で撮影しておけば，編集ソフトを用いて露出を変更することができる．露出がアンダー目なのか，それともオーバー目が良いのかは術者の好みによるところもあるが，プロジェクターの質が悪いところで発表する際などは，やや露出をオーバーにしておくほうが良いであろう．

2 光の方向

(1) リングフラッシュとツインフラッシュによる違い

　リングフラッシュとツインフラッシュでは被写体への光の当たり方が変わる．リングフラッシュは光が直線的に進むため，中切歯に光が直接当たってしまうため，中切歯の詳細がわからなくなり，審美領域の撮影には向かないと言えるであろう．審美領域では，なるべく横から光を当てることで歯の微細構造を写すことができるため，ツインフラッシュが好まれる（図8）．

CHAPTER 05 前歯部の審美性を重視した撮影

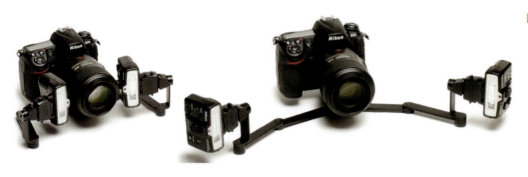

図9 光をなるべく側方から当てるために，ブラケットを用いてフラッシュの位置を側方に固定する．ただし，側方に置けば置くほど被写体間距離とのバランスを保つのが難しくなる

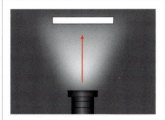 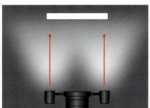 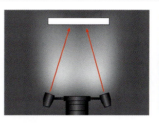 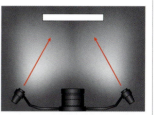

①リングフラッシュ

被写体に正面から光が当たるため，被写体正面に白飛びが起きてしまう

②ツインフラッシュ（0°）

被写体に向けて光が直進するため，リングフラッシュとあまり変わらない像となる

③ツインフラッシュ（内向き）

被写体に向けて横から光が入るため，被写体の正面に白飛びが起きづらい

④ツインフラッシュ（ブラケット付）

被写体に向けてかなり横から光が入るため，被写体正面の白飛びが起きないが，フラッシュから被写体までの距離が長くなるので，露出の調節が難しくなる

図10 光の進路
被写体に対して，光はなるべく側方から当てたい．被写体間距離が長いと，ツインフラッシュを用いてもリングフラッシュと同じような当たり方になってしまう．被写体間距離を考慮して，なるべく側方から光が当たるようにフラッシュの位置を設定すると，白飛びの少ない写真を撮ることができる

（2）ツインフラッシュの位置と被写体間距離

　ツインフラッシュでは，被写体に対してなるべく光を横から当てることが重要になるため，フラッシュの位置と被写体間距離のバランスを考えなければならない．たとえば，同じツインフラッシュのポジションであっても，被写体間距離が違えば，被写体への光の当たり方が変わってくる．レンズからフラッシュの位置が近い場合（図9左，10②③），被写体間距離が長いと，光が被写体に直線的に当たってしまい，リングフラッシュと同じような感じの写真になってしまう．逆に，レンズからフラッシュが離れた位置にあると側方から光を当てられるが，上手く被写体間距離をコントロールしないと，被写体に当たる光の量と位置がコントロールしづらくなり，狙ったような写真にはならない（図9右，10④）．

　なお，ツインフラッシュの向きは，正面，45°内側，あるいはその中間に向ければよい．光はなるべく側方から入ったほうが良いので，被写体間距離が長い場合にはなるべく外向きにし，短い場合には内向きにしたほうが，前歯の正面での強い反射を抑えることができる．

97

II 撮影編

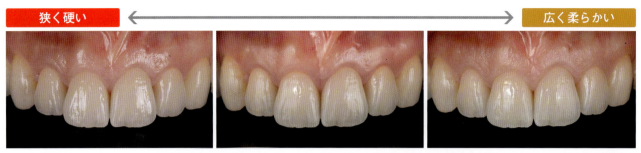

図11 硬い光が当たると，その部分の画像は白飛びすることになる．フラッシュによる白飛びがあまりないようにすることが大切である

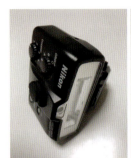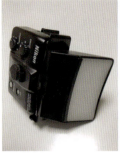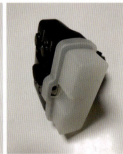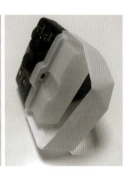

図12 小さなディフューザーを用いると光の方向や量に安定感があるが，そのままではディフューズ効果が弱いために，何かしらの工夫が必要である．半透明の紙などを巻いたりすることもある

3 光の分散

　フラッシュの光の範囲が狭くて濃い場合を「光が硬い」といい，光の範囲が広くて薄い場合を「光が柔らかい」という（図11）．ディフューザーやバウンサーは，この硬い光を分散させて柔らかい光にするのに用いる．ディフューザーはフラッシュから出た光を半透明の膜を通過させることにより光を拡散させ，硬い光を柔らかい光に変える（図12，13）．バウンサーは，フラッシュから出た光を一度反射させてから被写体に当てることで，光が広く柔らかくなり，できる影も薄くなる（図14，15）．このディフューザーとバウンサーを上手く使いこなすことで，写真に違った表情を出すことができる．

4 理想的な光の当て方

　カメラのレンズは，人間の眼よりも光を捉える力が弱いため，十分な光がない場所では被写体を捉えることはできない．そのため，光が届きづらい場合に必要なのがフラッシュ光なのである．しかし，フラッシュ光で撮影すると，被写体にフラッシュ光による白飛びが発生してしまう．白飛びは，実際に人間の眼で捉えた被写体には存在しないため，それを極力少なくするか，上手く利用したいところである．つまり，フラッシュ光の強さ，硬さ，幅，位置をコントロールすることが良い写真を撮る秘訣である．理想的な光の当て方とは，本来そのフラッシュ光の白く飛んだ部分が被写体の画像を極力邪魔せず，より良い効果をもたらした状態と言えるであろう（図16）．

CHAPTER 05 前歯部の審美性を重視した撮影

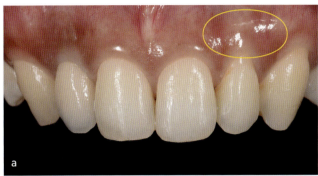
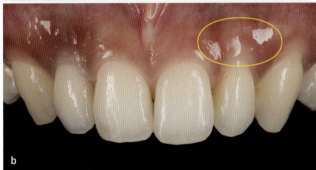
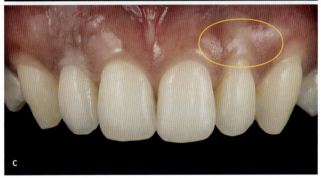

図13　ディフューザーの有無による写り方の違い
 a：ディフューザーなし．反射した光が強く，幅が狭い
 b：弱いディフューザー．光が柔らかく，幅が広い
 c：強いディフューザー．より光が柔らかく，幅が広いため，白飛びが少ない

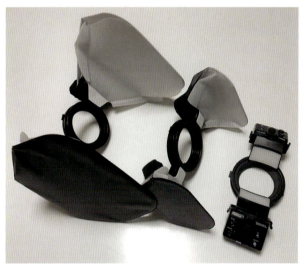

図14　ディフューザーとバウンサー
　左からルミクエスト社製のビッグバウンス，ウルトラソフト，Nikon純正ディフューザーで，光の拡散効果はディフューザー等の大きさに比例する（実際の画像は図21～23を参照）

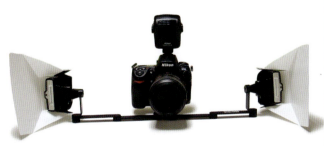
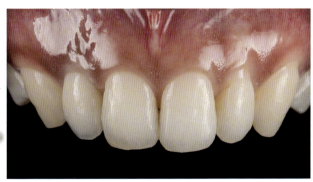

図15　バウンサーの設置例と撮影した口腔内写真
　フラッシュの光は，バウンサーに反射させると，幅が広く，柔らかい光となる．その反面，バウンサーを用いると，被写体までの距離が長くなるため，常に同じ量の光を被写体に当てることが難しくなるので，注意が必要である

II 撮影編

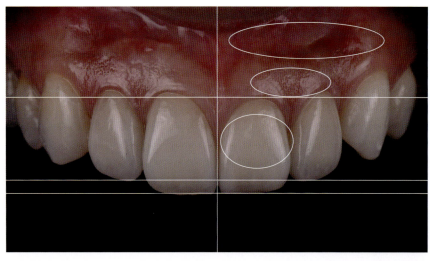

図16 理想的な光の状態
①光の当たり方を左右対称にする
②広い幅の光を用いる
③柔らかい光を用いる
④中切歯の正面など強調したい部分を白飛びさせない
⑤歯の隅角部に光を当てるようにすると，立体感が増す
⑥切縁のマメロン，スティップリングの凹凸，粘膜の血管がくっきり写るようにする
⑦コントラスターには反射させない（Raw形式で撮影すれば編集ソフトで調整可能）

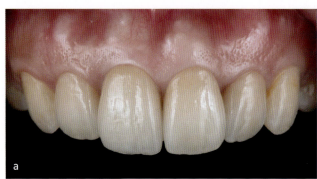 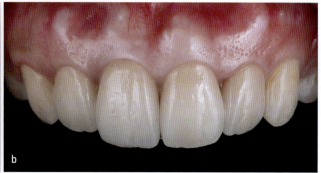

図17 水分のコントロール（a：乾燥状態，b：歯頸ラインに水を注入）
乾燥状態のほうが歯頸ラインのディテールを把握することができるが，実際の口腔内はある程度濡れた状態である．筆者はコンポジットレジン修復等に用いるアプリケーターを使用して水分を盛っている．水分を盛るか否かは症例等によって使い分けることが大切である

水分のコントロール

　前歯部を撮影する際に，歯や歯肉の表面にはどのくらいの水分があれば良いのだろうか．水分をどの程度にするかは，その写真で何を訴えたいかによる（図17）．自然感ということであれば，歯の表面や歯間部にはある程度の水分があったほうがよい．一方，歯のテクスチャーや歯間乳頭にフォーカスしたい場合には，水分がないほうがよい．ただし，シェードテイクの際には，歯のエナメル質が乾燥してしまうと，色が変わってしまうので注意が必要である．

アドバンステクニック

　写真にこだわりのある歯科医師であれば，オリジナリティの高い写真を撮ろうと努力している．以下では，その一部を使用機材とともに紹介したい．

前歯部の審美性を重視した撮影

CHAPTER 05

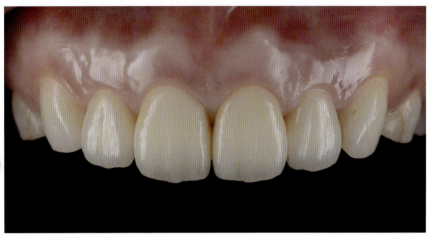
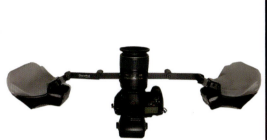

図18 水平に離した位置にフラッシュを置いた撮影法
横からの柔らかく,広い幅の光となっている.フラッシュの位置が被写体から遠いため,上手く 3⏊3 に光を届かせるのが難しい撮影法である.ディフューザーはウルトラソフト(ルミクエスト),ブラケットはR2ブラケット(PhotoMed)を用いている

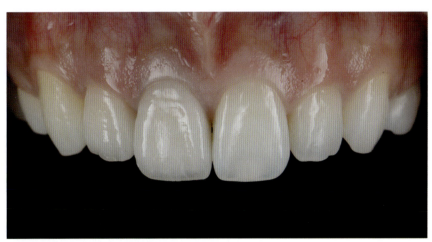
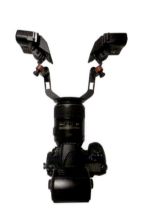

図19 Scorpionブラケットを用いて被写体の真横から光を当てる撮影法
105 mmレンズの焦点距離で,被写体の真横から光を当てることにより,被写体正面での白飛びを抑えている.ややディフューズは弱いが,安定性があり,規格性のある撮影法である

1 水平に離した位置にフラッシュを置いた撮影法

PhotoMedなどのブラケットを用いて,フラッシュの位置を被写体からより水平に離して撮影するテクニックである.フラッシュ光を被写体から遠い距離でバウンスさせるため,幅広い光となる.この撮影法は顔貌など大きい被写体には有利であるが,光の入り口が狭い口腔内を撮影する場合,ちょっとした撮影ポジションの違いによって口腔内に入る光の量が変わってしまい,上手く口腔内に光を入れるのが難しい.慣れが必要となるが,上手くはまればきれいに撮影できる(図18).

2 Scorpionブラケットを用いて被写体の真横から光を当てる撮影法

Scorpionブラケットを用いて被写体の真横から光を当てる撮影法.Nikon純正ディフューザーを用いるため,安定したフラッシュ光が得られる.ただし,ディフューズ効果が中程度なため,大きなディフューザーに比べると光の拡散は足りない(図19).

II 撮影編

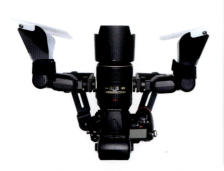
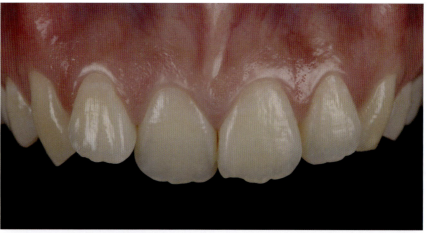

図20　中程度の距離から幅広く柔らかい光を被写体に垂直に当てる撮影法
　被写体に対して均等に光が当たるため，シェードテイクや形態把握に適している．歯科技工士はこのようなセッティングをしていることが多い．フラッシュはコマンダーSU-800，SB-500（ともにNikon），ブラケットはオリンパス製であるが，現在は生産終了．

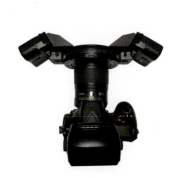
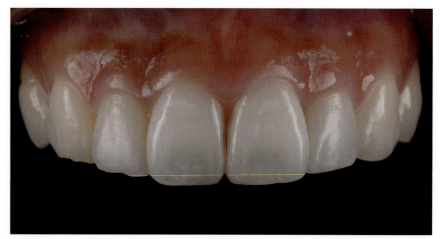

図21　60 mmレンズ，R1C1フラッシュ，純正ディフューザーを用いて接写する撮影法
　接写することにより前歯部の微細構造が表現され，なおかつディフューザーを用いることができるため，規格性や再現性が高い撮影法である．ただし，60 mmレンズを用いるため，収差（中切歯が誇張され，犬歯は矮小化される）が生じる

3　中程度の距離から幅広く柔らかい光を被写体に垂直に当てる撮影法

　ブラケットを用いてフラッシュを側方に配置し，被写体に垂直に光を当てる撮影法である．直線的に当てることによって，被写体に均等に光が当たり，形態やシェードが把握しやすくなる．このようなセッティングで撮影している歯科技工士も多い（図20）．

4　60 mmレンズ，R1C1フラッシュ，純正ディフューザーを用いて接写する撮影法

　Micro Nikkor 60 mmレンズとR1C1フラッシュ，純正ディフューザーを用いて接写気味に撮影する方法である．接写なので，前歯部のディテールもかなり詳細に再現できるが，実像よりも写真の辺縁に収差を起こすことになる（収差はPhotoshop等で現像する際，

CHAPTER 05 前歯部の審美性を重視した撮影

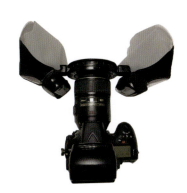
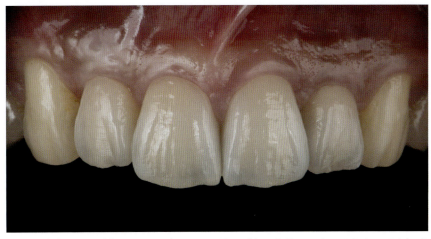

図22　Micro Nikkor 105 mmレンズ＋R1C1アダプターにバウンサー＋ディフューザー（ウルトラソフト，ルミクエスト）を直接装着する方法
レンズの先端に装着した大きめのディフューザー・バウンサーを用いることで，被写体間距離に左右されない広く柔らかい光を常に一定に当てることができる

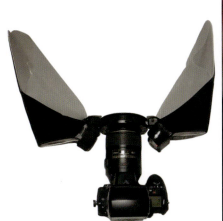
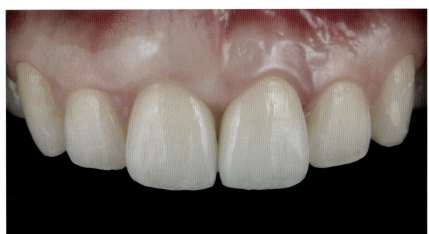

図23　ディフューザーの変更による光の広さと硬さの微妙なコントロール
図22の設定にディフューザーを変更して撮影（ビッグバウンス，ルミクエスト）．ディフューザー・バウンサーを大きくすることで，さらに広く柔らかい光となる

「レンズ補正」を行うことで解消できる．Ⅲ編Chapter 1を参照）．また，新たに60 mmレンズを用意しなければならないが，美しく安定した写真を手早く簡単に撮れるので，気軽に撮りたい方にはお勧めの設定である（図21）．

5　バウンサーとディフューザーをレンズに直接装着する方法

バウンサーとディフューザーをレンズに直接装着することにより，光がコントロールしやすくなり，同じ感じの写真を安定して撮ることができる．また，バウンサーとディフューザーの大きさを変えることで，光の広さと硬さの微妙なコントロールが可能である（図22，23）．

II 撮影編

> **まとめ**

　本章では審美領域，特にツインフラッシュを用いた撮影のポイントを解説してきた．冒頭で述べたように，どのような写真を撮ればよいかは，その用途によって異なる．規格性を重んじた写真がよい場合もあれば，審美的なインパクトの強い写真がよい場合もある．筆者であれば，治療結果の前歯部の写真についてはツインフラッシュを用いて，ディフューザーあり・なし，60 mm・105 mm マクロレンズ，水分あり・なしと数パターンの写真を撮影しており，用途によってこれらを使い分けている．なお，ディフューザーをあまり強く効かせすぎると，現実離れした写真となることがある．それを良しとするかは見解が分かれるところであるが，筆者としてはTPOを考え，その状況に応じて写真を使い分けることが必要だと考える．

　近年，写真の撮影技術についてはイタリアや南米の歯科医師が卓越しており，特に審美症例に関しては群を抜いている．治療の質もさることながら，魅せることに関してはかなりの創意工夫を凝らしており，彼らはさまざまなフラッシュのセッティングを行う．そのセッティングの詳細については明かされないことが多いが，写真を見る眼が養われてくると，光の強弱や当たり方により，どのようなフラッシュのセッティングを行っているのか想像がつくようになるであろう．

　本稿により，ツインフラッシュを用いた審美領域における撮影の基本を理解することで，いつの日か，日本の歯科医師がイタリアや南米の歯科医師に負けないような臨床写真を撮影する日が来ることを切に願っている．

どこまでの演出が許されるのか？

　大手通信社ロイターがフリーカメラマンに対して，RAW画像を現像・加工したJPEG画像ではなく，撮影時に生成されるJPEG画像を提出するように要請したことが話題になった．プロは基本的にはRAW画像で撮影し，それを現像・加工しJPEG画像にしてから通信社に引き渡す．RAW画像には多くのデータが含まれているので，白飛びや黒潰れのような基本的な調整や，撮影時の色温度の変更，全体的な画像補正だけでなく，自分の意図に合うようさまざまな加工を行うことが可能である．それによって，撮影時にデジカメの画像処理のみで生成されたJPEG画像とはかなり違ったものになる．報道写真の使命はできるだけ正確な情報を読者に知らせることであり，前述の要請はその行為自体が余計であると言っているに近い．RAW画像の現像にかなり時間をかける写真家もいるが，それであれば，加工によって情報に過度な演出が入るのを避けるためにも，カメラが生成したJPEG画像を納品しろということである．ファッション業界では，画像を加工して体型を変えたり，シミやシワをとったりすることは日常茶飯事で，それに対する批判や規制する動きは前々からあった．報道写真でこのようなことが行われていたかは定かではないが，かなりの報道写真家が過度に演出された写真を納品してきたことが背景にあるのかもしれない．

　歯科医療では，形態や色調を評価する写真はいかに現実を忠実に再現しているかが重要になるが，審美性などの要素を含む写真においてはそれだけでは物足りず，カメラ，レンズ，フラッシュ等の設定を駆使して，実物を壊さない程度に多少の演出が必要となる．筆者も海外の臨床家の美しい写真やプレゼンに心を奪われたうちの一人であり，少しでも追いつきたいがために，これまで試行錯誤を行ってきた．だからと言って，前述のファッション業界のような過剰な演出をしてはならない．どこまでの演出が許されるのか？　それはまだ統一見解が得られていない．実際，105 mmレンズで撮った写真のほうが現実に近いが，60 mmレンズで撮った写真がより良いと評価されることも多いし，ディフューザーを使った写真は現実よりも全体的に白がかっているが，きれいだと評価されることも多い．逆に，何の演出もない写真ばかりを使い続けたら，見ている者は退屈してしまうだろう．どこまでの演出を行うかは，それぞれのモラルのもとに成り立っており，過ぎたるは猶及ばざるが如しという言葉があるように，演出しなさ過ぎるのも，し過ぎなのも，どちらも良い結果をもたらさない．どのような写真を使うか，どの程度の演出ならOKなのかといった疑問に答えは存在せず，自分と聴衆のギリギリの駆け引きのもとに成り立っているのかもしれない．

II 撮影編
CHAPTER 06

顔貌写真の撮影

上妻和幸 Kazuyuki Kouzuma

　日常臨床において，歯科医師たる術者は患者の口腔内を仔細に観察し，歯科疾患の有無や程度，補綴物の有無やその状態などを詳細に把握しなければならない．診査診断こそ歯科医師の仕事である以上，その口腔内の状態を規格性をもった資料として記録していくことの重要性を本書ではこれまで詳細に述べてきた．しかしながら，診査診断の基本を思い返せば，その最初の過程は患者の様子の観察である．患者の口腔内だけでは得られない情報が顔貌には存在し，その印象から得られる直感も診断において非常に重要な要素となることも珍しくない．また，昨今ではケースプレゼンテーションにおいても顔貌写真は必須なものとなっている．すなわち，顔貌から導かれる切歯の位置がその後の治療計画を大きく左右するため，顔貌から考えるスタート地点を見誤れば，治療結果のみならず，予後にも大きな不安を残しかねない．その観点からも，規格性をもった顔貌写真が撮影できることは必須であると言える．

　そこで，Chapter 6 の前半では顔貌写真に規格性をもたせ，かつ必要な顔貌の情報が得られるワンステップ上の顔貌写真の撮影方法について，後半はその応用として記録とは趣が異なるが，記憶に残るポートレートや口唇との調和を示す写真の撮影方法について解説したい．

規格性のある顔貌写真の撮影

　診査診断を行ううえで，顔貌のバランスや切歯の位置を測ることはとても重要である．実際に患者の顔面を直接計測するのが最も正確な値であることに違いはないが，顔貌写真でそれを評価し，実証することも大切である．したがって，顔貌写真が歪みなく，正確な比率となるように撮影することが必須である．

1 使用機材

　歪みのない画像を得るためには機材の選定も重要であり，正確な顔貌を撮影するには専用の機材を揃えておきたい．カメラボディは口腔内撮影用のものを供用するとしても，レンズについては標準から中望遠程度の顔貌撮影用のものを揃えておくことをお勧めする（図1）．

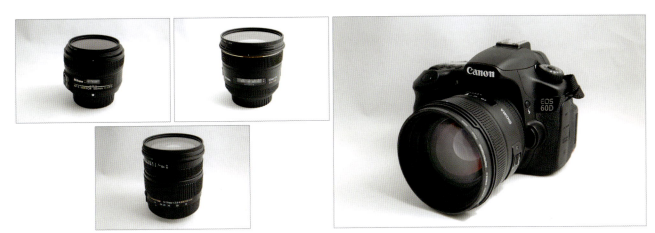

図1 筆者は口腔内撮影にはNikonの機材を使用しているため，Nikonでも顔貌を撮影できるよう標準レンズであるAF-S NIKKOR 50 mm f/1.8G（左上）も常用している．しかし，顔貌撮影には専用機材があったほうがレンズ交換や設定変更が必要なくなり，機動的である．筆者は，顔貌撮影にはCanon EOS 60Dと標準ズームレンズ（下），または50 mmの単焦点レンズ（右上：Sigma 50 mm F1.4 EX DG HSM）との組み合わせで使用することが多い

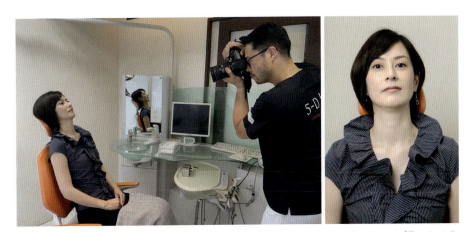

図2 背板に傾斜のある診療用ユニットで顔貌を撮影しようとすると，下から煽ったような写真となり，正確な顔貌分析は不可能である．椅子に座って撮影するのが望ましいが，診療用ユニットで撮影する場合は，患者に姿勢を正してもらい，正対するようにカメラをポジショニングする

2 患者の姿勢

　顔のバランスを評価し，記録として残すためには，前述したように歪みのない顔貌を撮影する必要がある．それには，撮影時の患者の姿勢が重要となる．診療用のユニットで座位のまま撮影すると，背板の傾斜からどうしても下から煽った写真となりやすく，顔面の正確な測定には不向きである（図2）．また，側方面観においても自然な頭位とは異なるため，顔貌の診査には不向きと言える．筆者は，顔貌写真の撮影では患者をドクタースツールに座らせて撮影を行っている．

107

II 撮影編

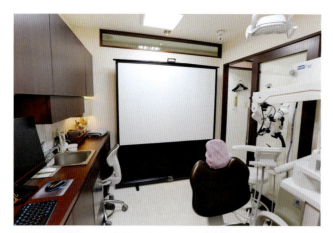

図3 診療室という限られたスペースで撮影を行う場合，照明や窓の有無などを考慮し，機材の設置には工夫が必要となる．筆者は，設置が簡便で，かつ反射しにくく影を作りにくい投影用スクリーンを背景に使用している

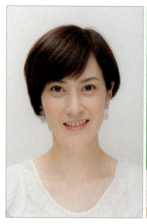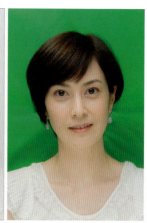

図4 診断用の顔貌写真では，余計なものが写らない背景が望ましい．輪郭がはっきりと浮き上がる背景色を設定する．画像のトリミング処理を容易とするため，あえてコントラストを強調した背景色を用いることもある

3 撮影方法

基本的な撮影方法については名著が多々あるので，誌面の都合上，詳細についてはそちらを参照していただきたい．ここでは，筆者が工夫しているポイントについて解説する．

(1) 背景

筆者は通常，利便性がよく反射の少ない投影用スクリーンを用いて，輪郭のはっきりする白色の背景で撮影しているが，ケースプレゼンテーションなどで使用することを考え，髪色とのコントラストが強調される色を背景に用いて撮影することもある（図3,4）．こうすることで，プレゼンソフト上でのマスキング作業が飛躍的に簡便になる．

(2) 焦点距離

規格性をもたせるために焦点距離の設定は変更せず，フレーム内において顔貌のパーツが常に一定の位置で撮影することを心がけたい．また，カメラの位置を固定することにより定点での記録が可能となるため，三脚の使用が望ましい．その場合，三脚の高さや固定の位置も定めておくほうがよい．

(3) 光

診療室の環境によって被写体に当たる光は異なる．顔貌写真においては，個々の顔のパーツがはっきりと撮影できていることが望ましいため，クリップオンフラッシュなどで光量を増加することをお勧めする．その場合，正面からの直接の光よりも，バウンスさせた柔らかい放射状の光を当てるほうが望ましい．

筆者は，クリップオンフラッシュを天井に向け，天井でバウンスさせた光が患者の顔面に集約するようにレフ板の角度を調整し，患者にそれを保持させて撮影を行っている（図5）．

顔貌写真の撮影

CHAPTER 06

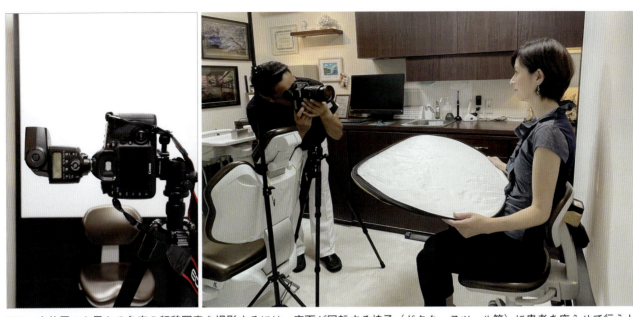

図5 定位置から異なる角度の顔貌写真を撮影するには，座面が回転する椅子（ドクタースツール等）に患者を座らせて行うと便利である．また，常に焦点距離，カメラ・レンズの方向は，顔貌に対して一定にする必要があるため，三脚の使用が望ましい．顔面の詳細な分析ができるよう正確な比率の写真を得るには，カメラが顔貌に対してしっかりと正対している必要がある

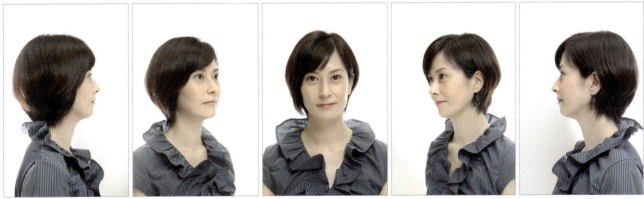

図6 顔面分析のための規格性では，瞳孔間線，眼耳平面やFH平面など顔面を構成する平面が正確に描写されている必要がある．規格写真の撮影ではそれらの平面を描写することに意識を集中させたい．
また頭位や頸椎の傾斜角度なども重要な診断要素となるため，患者固有の姿勢を保持する必要がある．そのため，患者が座る座面の高さなども配慮し，患者が自然な姿勢を再現できることも重要となる．それらのことからも，やはり診療用ユニットではなく，ドクタースツール等に座らせて撮影するのが望ましい

(4) 被写体

左右の耳の位置を記録するためにも，髪を調整して耳は露出させる．顎は引かせ過ぎず，自然な位置とする．スマイル写真では，口角線やスマイルライン，歯牙の露出量，コリドーを計測するうえでも，自然な笑顔を引き出す話術も必要となる．

(5) 撮影方向

顔面分析において，瞳孔間線や顔面比率，輪郭や口唇の形状などの詳細を知るには，正しく同一の方向から撮影されていることが必要となる．そのため，撮影を行う際には，各種平面を意識することが重要である．そして，撮影中の頭位が患者にとって自然な位置であり，かつ安定した姿勢であることも大切である（図6）．

109

II 撮影編

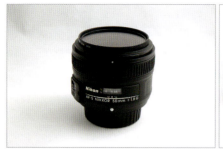
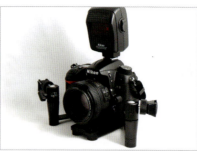

図7 口腔内撮影に使用しているカメラのマクロレンズを50 mmの単焦点レンズへ換装．ズームレンズよりも，口径が大きく光量を確保できる単焦点レンズのほうがポートレート撮影には望ましい．左右に装着されていたツインフラッシュ（SB-R200）を外し，2つの小さな光源として使用する

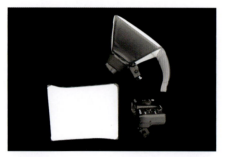

図8 SB-R200にソフトボックスを装着 無線制御のSB-R200は小さいクリップオンフラッシュとして使用できる．その利点を活かし，それぞれ別の方向から柔らかい光を照射できるようにする

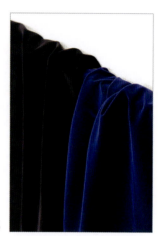

図9 背景に使用するベルベット生地 背景としては比較的安価で購入できる

ポートレート撮影

　術前・術後の顔貌写真は顔と歯牙のバランスを評価するのに重要な資料となる．さらに，術後にポートレートを撮影すると，簡易的なものであっても術者-患者双方の健闘結果を分かち合う記念となり，患者のメインテナンスに対するモチベーションの維持にも一役買っている．しかし，ポートレートの撮影は歯科医院にスタジオが備わっていれば容易ではあるが，そのような歯科医院は少ない．そこで，診察室でも撮影でき，少しの工夫でワンステップ上のポートレートとなる撮影方法を供覧したいと思う．

1 口腔内撮影用のツインフラッシュを用いた撮影法

　口腔内撮影用のツインフラッシュを用いても，少しの工夫で雰囲気のよいポートレートの撮影が可能である（図7）．無線制御のフラッシュがあればより自由度は高いが，有線接続のフラッシュでも距離さえ確保できれば十分に撮影可能である．さらに，光を柔らかく拡散できるソフトボックスがあると便利である（図8）．そのほか，前述した50 mmの単焦点レンズさえあれば大掛かりな機材は不要なので，簡易的な背景とレフ板だけで撮影でき，比較的簡単な撮影方法と言える．

（1）背景

　背景には反射しにくい素材が望ましい．筆者は生地店で購入したベルベット生地を使用することが多い（図9）．コストも2 mで4,000円程度と安価である．落ち着いたトーンの背景にすることで，被写体の肌感がよく映えると思われる．

顔貌写真の撮影 CHAPTER 06

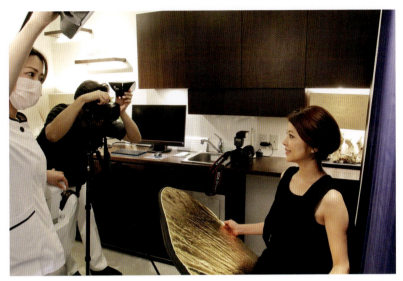

図10 撮影セッティング風景
フラッシュ光の向きによって撮像は大きく変わるので，光源やレフ板が適切な方向となるように角度を探りながら撮影を進める

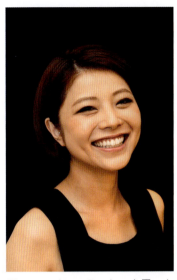

図11 ツインフラッシュを用いたポートレート
光を上手く利用することで，この程度のポートレートは手軽に撮影できる

(2) セッティング

1灯は被写体の斜め上方から，上半身に向けるように位置づける．もう1灯は天井方向にバウンスさせ被写体の顔に光が降り注ぐようにし，下からはレフ板によって被写体に向けて光を反射させる．肌の露出が多い場合はゴールドのレフ板を使用すると肌色をきれいに写すことができる（図10，11）．

2 外光を利用した撮影法

筆者の医院では診療室が個室となっているため，内側の個室では外光が差さずフラッシュを用いた撮影が主体となる．しかし，外光が十分に差すのであれば，自然光を利用した撮影は非常に有効である．

(1) 背景

自然光を利用する場合は，明るい色が基調となる背景を選びたい．筆者は柄がプリントされたフォトスクリーンを張って撮影している．

(2) セッティング

自然光が十分に確保できる環境であれば，それが存分に注ぐ場所に被写体を位置づける．特に歯牙と顔とのバランスを評価するのであれば，笑顔になった時に前歯が自然光に露光されるような位置がよい．ただし，自然光だけでは被写体の顔にシャドウが写り込みやすいので，補助光が必要となる．クリップオンフラッシュが1灯あると非常に万能であり，オパライト型ソフトボックスを装着した状態で，被写体の額に光が向くようにセッティングする（図12～14）．また，自然光とフラッシュの光を拾う目的でレフ板を位置づけている．自然光の輝くような光の反射を求め，レフ板の色はシルバーを用いている（図15，16）．なお，外光の入らない診療室でも，上記の方法を用いることでメリハリのある明るい表情の撮像が可能である（図17）．

111

II 撮影編

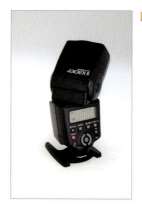

図12 クリップオンフラッシュ
ポートレートの撮影ではさまざまな用途に使用できるので，少なくとも1灯はもっておきたい

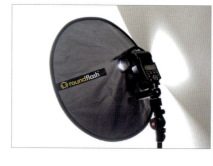
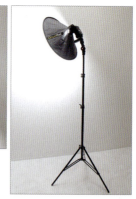

図13 クリップオンフラッシュにオパライト型ソフトボックスを装着
自然光だけでは顔にシャドウが写り込みやすいので，補助光が必要である．クリップオンフラッシュが1灯あるだけで非常に万能である．オパライト型ソフトボックスは丸く柔らかい光を被写体に向けることができるため，簡便でポートレートの撮影には非常に向いている

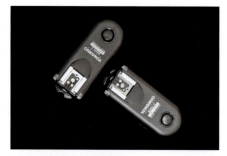

図14 簡便な無線装置
簡易なフラッシュスタンドと無線装置があれば，さらなる応用が可能となる

図15 自然光の届く位置に被写体を座らせ，補助光としてのフラッシュ光とレフ板で顔に光を集中させる

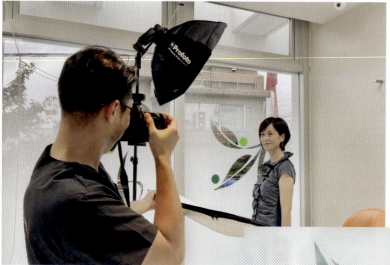

図16 自然光を利用したポートレート
自然光を利用することで，肌色を明るくし，透明感のあるフレッシュで瑞々しい印象に仕上がる．光量も確保できるため，比較的簡単に撮影できる方法と言える．レフ板の位置により被写体の影も変化するので，適切な位置に向けることがポイントとなる

112

顔貌写真の撮影 CHAPTER 06

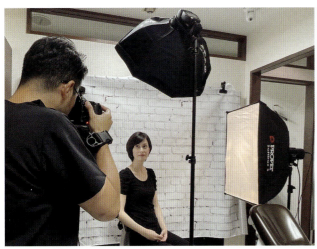
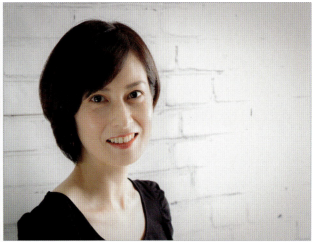

図17　自然光の入らない暗い室内であっても，オパライト型ソフトボックスとクリップオンフラッシュを使用するだけで，メリハリのある明るい表情の撮像が可能である．ただし，1灯だけでは背景に影が生じるため，もう1灯を用いて横から光を当てて影を飛ばしている

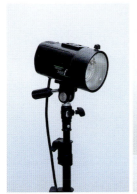
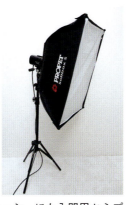
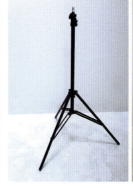
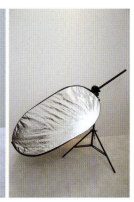

図18　モノブロックフラッシュにも入門用からプロ使用のものまで多様なものがあるが，診療室という空間で用いるならばあまり大型ではないほうがよいであろう

図19　シングルスタンドはフラッシュアレンジなどに利用でき，多様性があるのでぜひ1台はもっておきたい．レフ板を固定すればアシスタントが不要で，術者1人でも撮影が可能となる

3　陰影のある撮影法

　院内ポートレートであってもワンステップ上の撮像を求めるならば，影を利用して雰囲気のある写真を撮りたい．そのためにはモノブロックフラッシュは必須である．現在ではスタンドやパラソル，ソフトボックスなどとセットで比較的手に入れやすい価格帯のものも増えているので，上記の写真を撮りたい場合は揃えておきたい（図18, 19）．

(1) 背景

　光源が増すことで背景の影は消えやすいが，診療室という狭い空間では光の操作性にも限界がある．好みにもよるが，筆者は黒い背景で被写体を浮き出させるような画像を撮ることが多いので，反射のない黒色のベルベット生地を多用している．

II 撮影編

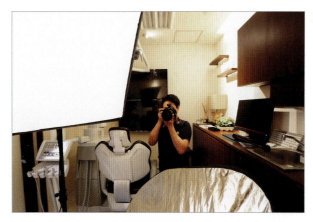

図20　被写体から見た構図の一例
大型のモノブロックフラッシュとソフトボックスで斜め上方から光を拡散し，反対側の下部より反射光を拾うことで顔を明るく照らすことができる．陰影を強調したければレフ板を使わず，光源からの光より得られる影を撮影するのも効果的である

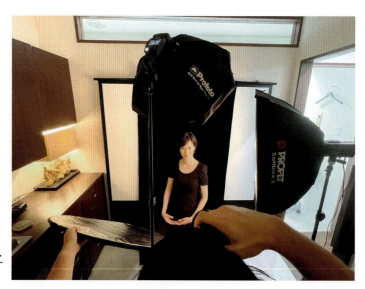

図21　クリップオンフラッシュを併用して2灯にすることで，より拡散した光を被写体に浴びせることが可能

（2）セッティング

　モノブロックフラッシュが1灯あれば，十分な光量を確保することができるため，手狭な診察室においては有用性が非常に高い．しかし，光の方向性を考慮しながら，撮影者が望むような仕上がりにするには，レフ板の位置や光量，光源の向きなどのセッティングをトライアンドエラーで幾度も変更する必要がある（図20）．

　フラッシュの位置や向きによって，撮影された画像の印象は大きく変わってくる．被写体の表情を柔らかく優しい表現にしたいのであれば，フラッシュの光源を2灯に増やし，拡散する光を上手に集約させて被写体に浴びせるようにする（図21）．女性を撮影する場合は，こちらの方法がよいだろう（図22）．

　また，キレのあるビビッドな写真を望むのであれば，フラッシュの光を柔らげず硬い光を直射し，コントラストのついたメリハリのある撮像を得る方法もある．この場合，被写体の真横からフラッシュを向け，顔の凹凸がなす陰影をあえて強調することで，深みのある個性的な印象を得ることができる．男性であれば，深く誠実な印象を与えることができるだろうし，陰影を強調することで被写体に意味をもたせたような印象を与えることもできる（図23）．

顔貌写真の撮影

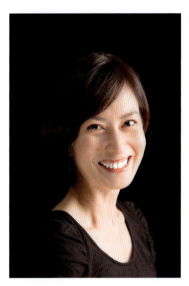

図22 2灯で，レフ板を使用し被写体全体に光を回すことで，被写体のもつ透明感のある撮像が得られた．術後の補綴歯と顔貌との調和を記録するならば，この方法がよいだろう

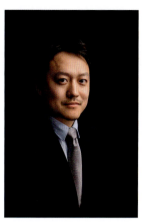

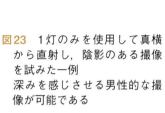

図23 1灯のみを使用して真横から直射し，陰影のある撮像を試みた一例
深みを感じさせる男性的な撮像が可能である

4 簡易なポートレート撮影

　ここまで主にクリップオンフラッシュなどをスタンド固定し，被写体に対してさまざまな方向から光を照射する撮影方法について述べてきた．しかし，実際の歯科臨床の現場においては，撮影専用の自前スタジオを構えるような環境ではない限り，短い診療時間のなかで手間のかかる機材をセットアップしつつ，撮影アシスタントまで準備して撮影に望む機会はそう多くはないであろう．そこで，チェアサイドにおいて気軽に短時間で，ある程度のポートレートを撮影できる方法を一つ紹介する．この撮影法では，大掛かりな撮影準備を行うことなく，また診療室で十分な撮影距離がとれなくても撮影可能なので，凡用性は高いと思われる．

(1) 使用機材

　用意する機材は，カメラボディとレンズ，クリップオンフラッシュが1灯，そしてRoundFlashという装置のみである．マクロレンズでも十分な撮像が可能であるRoundFlashは，巨大なリングフラッシュのような装置で，カメラにセットしたクリップオンフラッシュに装着することで，フラッシュ光を大きく円形に増幅反射することができる（図24）．装着には1分もかからないため，簡便な撮影が可能である．

　また，通常のチェアサイドの環境であれば被写体に対する光量もある程度は確保できるため，キャッチライト（黒眼部分にフラッシュ光を反射させる目的）としても十分に活用できる装置である．

(2) 撮影法

　撮影のコツとしては，被写体に正対するよりも，やや斜め上方から光を拡散させるように撮影すると，黒眼の内部にきれいなキャッチリングがある状態で撮影することが可能である．狭いチェアサイドの空間でポートレートを気軽に撮影するには光量の確保が最優先されるが，本装置を用いれば被写体との撮影距離が短い場合であっても十分な拡散光が確保される．

115

II 撮影編

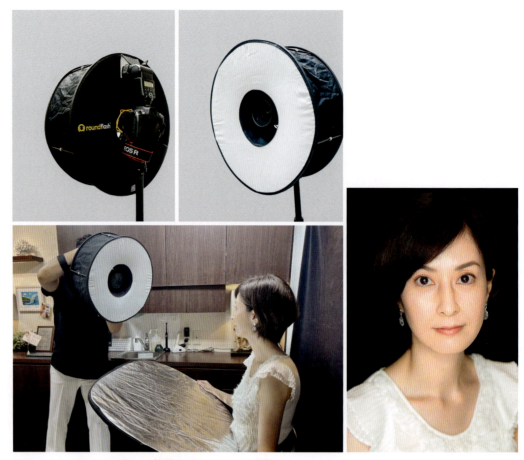

図24 RoundFlashを用いた簡易なポートレート撮影
用意する機材が少なく，チェアサイドで簡便にポートレートを撮影したい場合には重宝する

5 手持ちのツインフラッシュで簡便なポートレート撮影

　ここまで多様な機材を用いたポートレートの撮影方法について記載した．外部フラッシュ等を用いれば光量の確保は容易となり，より雰囲気のあるポートレートの撮影も可能である．しかし，診療の合間にさまざまな機材を用意したり，スタッフに撮影のサポートを依頼するのはなかなか容易なことではない．そこで，手持ちの機材で，簡便にそれなりのポートレートが撮影できる方法を紹介する．

　まず手持ちの機材としてはツインフラッシュかリングフラッシュになるが，後者は光の照射方向に多様性がないため，ポートレート撮影には不向きと言わざるを得ない．そのため，ツインフラッシュをベース機材とする．

　各ツインフラッシュにディフューザー（ウルトラソフト，ルミクエスト）を装着し，左右に大きく広げたポジションに位置づけて，被写体に向ける．ツインフラッシュはも

116

顔貌写真の撮影　CHAPTER 06

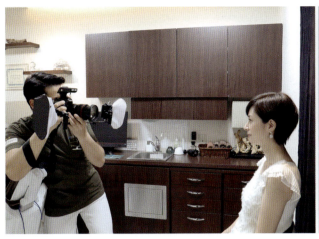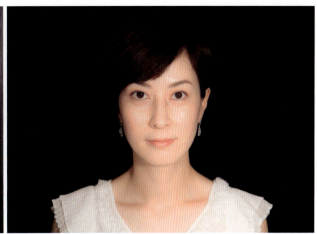

図25　ツインフラッシュを左右から被写体に向けた構図と撮像画像
　　　左右からの光だけでは，顔の中心に向けての陰影が強くなってしまう

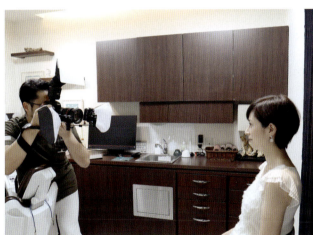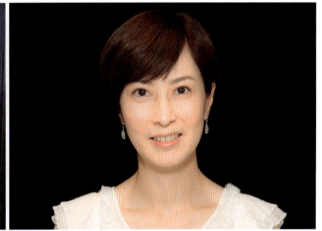

図26　ツインフラッシュを左右に位置させ，クリップオンフラッシュを天井バウンスさせ撮影している構図と撮像画像
　　　レフ板により下方からの反射光を顔貌に集めることができるので，明るくメリハリのある撮影が可能

　ともと光量が小さいため，光量を最大の1/1もしくは1/2程度にする．これだけでも，左右からの光によって顔貌をはっきりと写すことができるが，左右からの光では顔の中央付近に影ができてしまう（図25）．そこで，クリップオンフラッシュを増設し，天井バウンスにより上方から光を当てると，顔貌全体に光が拡散し，顔貌をしっかりと捉えた撮像が得られる（図26）．
　クリップオンフラッシュがない場合は，機材を縦方向に変更し，上と下から光を当てるようにするだけでも，ある程度の撮像を得ることはできるだろう（図27）．さらに，クリップオンフラッシュを追加して多灯撮影にし，光量を増やせば，手軽にそれなりのポートレート撮影が可能である．

117

Ⅱ 撮影編

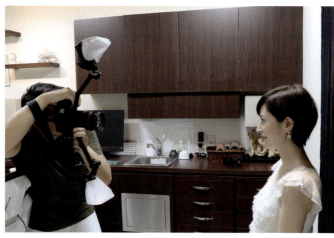
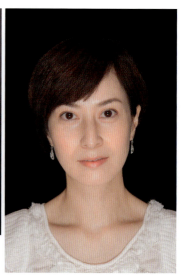

図27 ツインフラッシュを縦位置にして撮影
　上下からの光が効率的に顔貌を明るくし，簡便に撮影できる

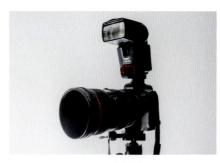

図28 筆者がよく使用するレンズ（EF24-70mm F2.8L Ⅱ，Canon）と減光フィルターを装着した様子
　焦点距離は50〜70 mm相当で撮影

6　ポートレート撮影における機材設定

　口腔内撮影に用いるマクロレンズでもポートレートの撮影は十分可能であるが，筆者のように狭いチェアサイドで撮影する場合，被写体とカメラとの距離を広くとれないため，50 mm相当のやや明るい開放値の標準レンズに換装して撮影をすることが多い．明るいレンズを使用し，フラッシュを追加して多灯にすることで，光量オーバーとなる場合には，必要に応じてNDフィルターを装着して減光するなどの工夫が必要となる（図28）．

　フラッシュの多灯撮影においては，個々のフラッシュ光量から，カメラの露出や感度，シャッタースピードなどの設定には非常に神経を使う．また，TTL自動調光を用いると設定が毎回変化するため，各機材をマニュアル設定で撮影することがほとんどであり，参考までに筆者の設定を以下に記載しておく．

　フラッシュを用いた撮影となるため，必然的にシャッタースピードは1/200以下で行うことになる．ツインフラッシュとしてよく用いられるSB-R200（Nikon）のようなガイドナンバーの小さなフラッシュは光量を最大値か1/2程度にしておき，撮像の意匠からカメラの絞り値を決定する．ここでテスト撮影を行い，その結果からカメラの感度（ISO値）とクリップオンフラッシュやボックスフラッシュなどの大きめのガイドナンバーのフラッシュの光量を調整するようにしている．

顔貌写真の撮影　CHAPTER 06

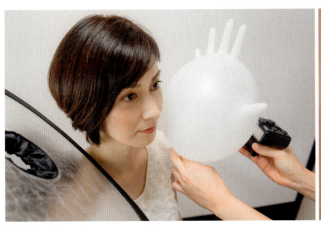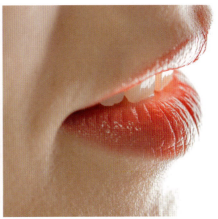

図29　グローブを用いた撮影
被写体には顔をやや傾けてもらい，膨らませたグローブを介して光源を近づけて撮影する．光源の反対側にレフ板を設置して反射光を回す

口唇撮影

　補綴物装着後や矯正治療完了後など，時間をかけて口唇との調和を求めた症例であれば，その状態の写真も記録として残したいところである．口唇の撮影方法には，光源の種類から光の反射の仕方，口唇と前歯のバランスに至るまで種々のさまざまな撮影方法がある．

1　グローブを用いた撮影法

　海外の歯科医師によるユニークかつ簡便な口唇撮影の方法を供覧しようと思う．

(1) 使用機材

　用意する機材は，口腔内撮影用のマクロレンズとカメラ，クリップオンフラッシュとグローブ，そして無線スイッチのみである．

(2) 撮影法

　グローブを風船状に膨らませ，フラッシュ光のディフューザーとして使用することで，光源を可及的に近接させる方法である（**図29**）．フラッシュ光がグローブ内でランダムに反射され，柔らかい光が被写体に届くので，歯牙の表面性状と口唇を優しい雰囲気にて撮影したい場合に有効である．また，特別に揃える機材もないので，手軽で簡単に自然な口唇の様子を撮影することができる．

　また，フラッシュ光をディフューズせず，歯牙表面から45°の角度で照射することで，歯牙表面の凹凸をシャープなコントラストで表現することも可能である（**図30**）．この方法は前歯シングルの補綴物製作において，隣在歯の表面性状を歯科技工士とコミュニケーションする際にも有効である．

119

II 撮影編

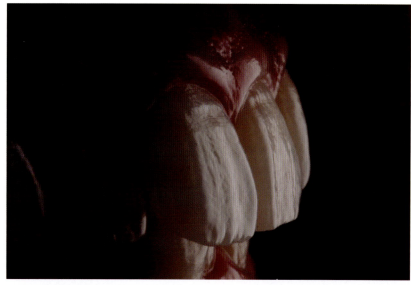
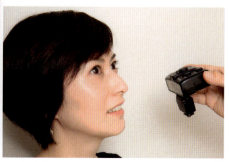

図30 歯牙表面の凹凸をシャープなコントラストで表現
補綴物のテクスチャーを歯科技工士と協議する際にも有効な写真となる

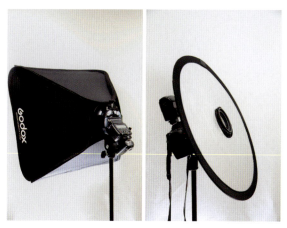

図31 クリップオンストロボにソフトボックスとラジオスレーブ装置を装着
図32 レンズに装着できるドーナツ型のレフ板

2 エモーショナルな口唇のアップ写真

海外のプレゼンテーションなどでは口唇のアップ写真がプレゼンテーションを彩り，エモーショナルの印象を受けることが多い．その撮影法の一例を紹介する．

(1) 使用機材

用意する機材は常用のカメラとマクロレンズ，ボックス型フラッシュとラジオスレーブ用の通信機器，そしてリングに装着できる穴のあいた円形のレフ板である（図31, 32）．フラッシュは大型のプロ用機材でなくとも，先述したクリップオンフラッシュが1灯あれば良い．最近では，簡易型のソフトボックスやレフ板などのカメラ機材がアマゾンなどで安価に販売されており，簡単に装着できるうえに自由度も増すので，用意しておくと非常に便利である．

顔貌写真の撮影 CHAPTER 06

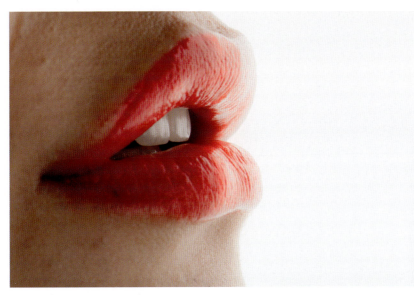
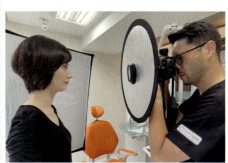

図33 白バックの口唇写真
口唇上の光の反射によりフレッシュな印象となる．できる限り口唇に光源とレフ板を近づけるのが撮影のコツである

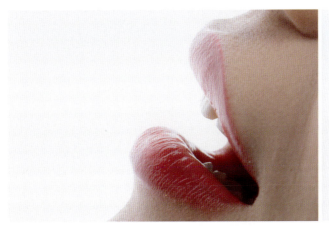
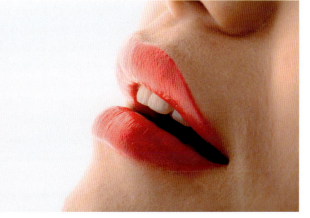

図34 光の回し方によりさまざまな表現が可能となる．手がけた補綴物と口唇との調和を表せれば，プレゼンテーションにも効果的な1枚となるだろう

(2) 撮影法

　ボックス型フラッシュの前に被写体を立たせ，レフ板を装着したレンズを被写体の口唇に向ける．その際，口唇の背景にボックス型フラッシュが配置されるようにする．
　フラッシュの光量は1/2〜1/4，カメラはホワイトバランスをフラッシュ光に，絞り値がF 12〜14，ISOが100〜200，シャッタースピードが1/125あたりに設定し，撮影の状態や光量に応じて適宜調整する．これによって撮影されたものが通称「白バック」と呼ばれる，フレッシュな印象となる口唇写真である（図33, 34）．

121

II 撮影編

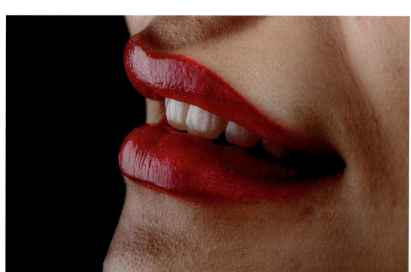
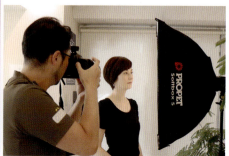

図35 背景を写し込まず黒バックにすると，より官能的な口唇像となる

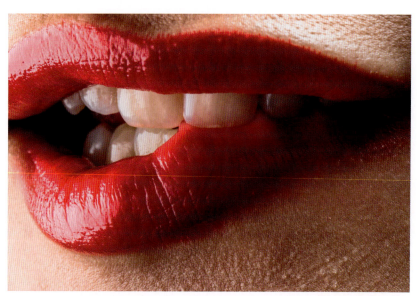

図36 撮影者の好みにより分かれるところであるが，印象的な口唇の写真がプレゼンテーションに華を添えることもある

　一方，ボックス型フラッシュを被写体の斜め前方に位置させ，フォーカスは口唇を狙うが，その背景に何も写し込まないようにして（背後の壁や構造物から3mほど離すと良い），撮影したものが通称「黒バック」と呼ばれるもので，大人っぽい雰囲気になる（図35）．この撮影法で口紅の色まできれいに写し込むコツとしては，可能なかぎりフラッシュの位置とレフ板の位置を口唇に近づける（20～30 cm）ことである．

　光の回し方を工夫することで，しっとりとした雰囲気の口唇と前歯とのコントラストを強調した撮影も可能である（図36）．このように，口唇と歯牙と調和の写真には撮影者の好みによって光源の種類や方向も多様なものがあり，好みの撮像が得られるよう工夫していただければ幸いである．

顔貌写真の撮影

CHAPTER 06

まとめ

　われわれが初診の患者を診る際，最初の診査は患者面接であり，患者の主訴をヒアリングする段階で，すでに一つの診査を行っている．容姿で確定診断はできないが，口腔という一つの臓器を診査するうえで顔貌から得られる情報は思った以上に多い．それらの情報をもとに診査を進めるには，適切な顔貌写真が撮影できる技術は必須であろう．また，ケースプレゼンテーションを行う機会のある読者も多いと思われるが，そこでは正確な顔貌写真から紐解く，精密な診査診断が求められることも少なくない．

　また，ポートレートそのものは歯科治療の奏功に対して直接影響することは皆無だと思われるが，昨今の歯科審美の価値観を計るならば，患者の術後の満足感を向上させるのに，1枚の素敵な笑顔の写真があってもよいであろうし，これからはそれが必然になるかもしれない．患者と歯科医師が多くの通院時間を経て紡いだ一つの完成形として，その写真のもつ功績は決して小さくないであろう．大掛かりな設備をもつことは困難であっても，手軽に入手可能な機材で，大切な1枚を手にすることができたなら理想的ではないだろうか．本稿がそれらの一助となれば，幸いである．

COLUMN

ポートレート撮影における背景

　写真スタジオなどで撮影をされた経験がある方なら容易に想像がつくと思うが，ポートレートの撮影においては背景が重要となる．規格写真や診断資料となる顔貌写真では，顔貌の左右対称性や瞳孔間線などの水平性を評価するため，可能な限り顔貌とコントラストのついた背景を用いるのが望ましい．しかし，印象的なポートレートとなると，その限りではないと考えている（図A，B）．

　クリニックやラボに多灯照明や高い天井高のスタジオなどの設備があるような環境であれば，背景にも多用な選択肢が可能である．しかし，チェアサイドなど限られたスペースで撮影するような場合は，用意できる機材も制限されることが多い．ここでは，チェアサイドという限られたスペースでポートレートを撮影する場合の背景について筆者の考えを述べたい．

通称「白バック」と呼ばれる，背景に白色を設置した場合，新鮮な雰囲気と患者の笑顔が非常に映える撮影が可能である．多くの光を拡散することが可能なため，肌感もきめ細かくなり，また皺や余計な陰影を排除できることから，被写体が女性の場合は白バックが適していると言えよう．しかし，通常の撮影では被写体の影が写り込むため，その影を消すためにはさまざまな工夫が必要となる．空間的な余裕があれば被写体と壁との距離を広くとったり，背景にフラッシュ光を当てて影を飛ばす「白飛ばし」のような工夫もできるが，そのための機材が必要となる（図C～G）．筆者の撮影環境では被写体と背景との間に広いスペースを確保できないため，投射用スクリーンのような反射の少ない布を設置している．

　被写体が男性の場合は，顔に陰影がつくことで，男性的な印象を強くすることができるので，背景には暗色やグラデーションを用いることが多い．モノクロームで撮影するとより陰影を強調でき，色調にとらわれないスマイルの撮影も可能となる（図H）．また，あえて背景を暗色で反射の少ない素材にするのも一手である．被写体の内面的な個性が滲むような撮像を好む筆者は，黒い背景でポートレートを撮影することが多い（図I）．これにより影の発現を意識する必要もなくなることから，限られたスペースで撮影する際のストレスは大幅に減じるだろう．しかし，被写体が黒髪の場合は，髪が背景と同化してしまい，浮き出てこないという難点もある．筆者は治療後の印象的なスマイルに焦点を絞るため，髪色についてはあまり意識していないが，プレゼンテーションで使用するのであれば，各自の撮影環境で工夫をしてでも白バックか明るい色の背景で撮影したほうが良いだろう．

　最近のプレゼンテーションソフトでは，背景をマスキングできるツールがあるが，ポートレート写真をそのツールでマスクすると，どうしても髪まわりなどは荒く処理されてしまうことが多い．できれば，そのあたりもしっかりと意識して撮影することが望ましい．

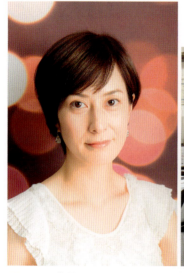
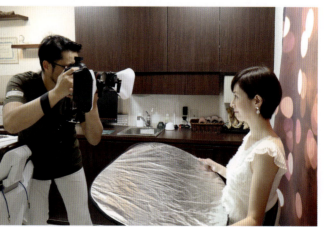

図A，B　背景として用いる市販の布にはさまざまなバリエーションがあり，設置も簡便なので，ポートレートのイメージを変化させたい場合などに有用となる

COLUMN

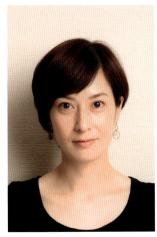
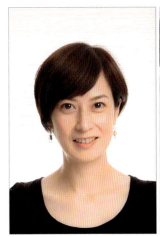
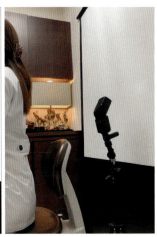

図C ただの白バックでは影が写り込む

図D, E フラッシュ1灯を背後に向けて背景を白く飛ばすことにより,表情をくっきりと際立たせることができる

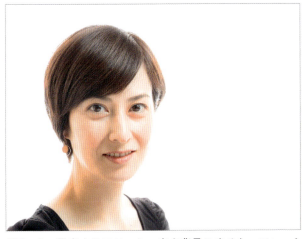
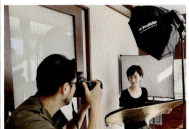

図F, G 発光するフラッシュ光を背景にすると,フレッシュで輝く表情を捉えることができる.最近の海外演者が好む方法だ

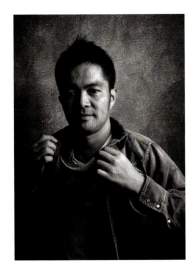
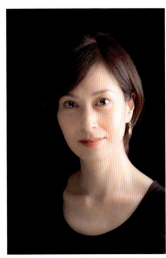

図H 陰影を活かしたモノクロームは人間性を滲み立たせる

図I 黒バックは輪郭を際立たせ,視線を表情と歯列に集中させることができる.筆者は黒バックを好んで使用している

II 撮影編
CHAPTER 07

特殊写真の撮影

松本圭史 Yoshifumi Matsumoto ・ 上妻和幸 Kazuyuki Kouzuma ・ 伊藤和明 Kazuaki Ito

　海外の学会やプレゼンテーションでは，目を惹く写真を見ることがある．このような写真は，臨床操作や手術手順の写真とは無関係で，言うなれば"意味のない写真"であることも多い．しかし，これらの写真を効果的に使用することによって，プレゼンテーションが華やかになり，全体的に「良いプレゼンテーションだった」と聴衆に印象づけることができる．一方，このような写真が多すぎると，「結局，何が言いたかったの？」といった印象が残り，中身のないプレゼンテーションになってしまうだろう．
　Chapter 7では，特殊写真の撮影方法をいくつかを紹介する．臨床とは直接関係ない写真もあるので，まずは口腔内写真が一通り撮影できるようになってから，挑戦していただきたい．

撮影機材

　撮影機材は口腔内写真と同じもので行っているが，このような撮影ではフラッシュを効果的に使用するのが必須である．筆者が使用している機材をいくつか紹介させていただく．
　特殊撮影では，フラッシュをカメラ本体から発するのではなく，さまざまな角度から発光させる必要がある．筆者は，外付けフラッシュにバウンサーを設置して撮影を行うことが多い（図1）．なお，後述するクローズアップ写真や天然歯のオパール効果を表現した写真に用いる撮影機材については，その項目を参照してほしい．

撮影方法

1 歯の表面性状やスティップリングなどの細かな構造まで表現した写真

　図2はChapter 0でも示した写真であるが，天然歯の美しさ，また普段肉眼ではほとんど見ることのないスティップリングを表現している．リングフラッシュを普通に真正面から当てると，陰影ができず歯の表面性状，スティップリングのような細かな構造まで表現するのは不可能であろう．

126

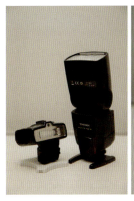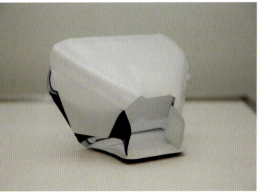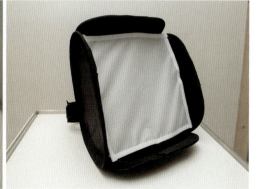

図1　本章で用いたフラッシュとバウンサー
　外付けフラッシュ（Yongnuo SPEEDLITE YN560 IV，Nikon ワイヤレスリモートスピードライトSB-R200），バウンサー（LumiQuest 80-20），ディフューザー（Meking ストロボ用ソフトボックス 23cm）

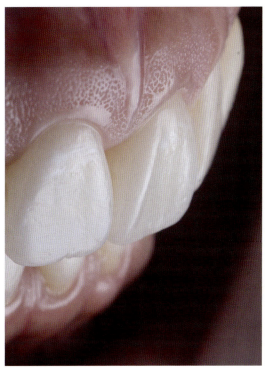

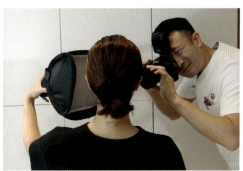

図2　歯の表面性状やスティップリングなどの細かな構造まで表現した写真

　撮影方法は，まず患者に口角鉤を持ってもらい，カメラを横から構え，外付けのフラッシュにバウンサーを用いて撮影を行っている．これはChapter 6の口唇撮影でも示されているが，患者との位置は変わらないのにフラッシュを当てる位置が少し違うだけで全然違った表現になる．

2 天然歯にボンディングする瞬間を幻想的に表現した写真

　図3は天然歯にボンディングする瞬間を幻想的に表現してみた．フラッシュによる陰影によって天然歯の微妙な凹凸，またチップの毛の細部までも表現することができた．実際の臨床操作（口腔内）の撮影ではないが，プレゼンテーションなどには使用できるであろう．

127

II 撮影編

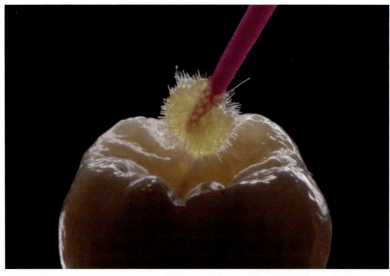
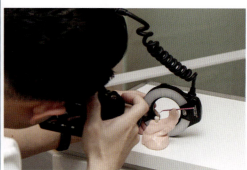

図3 天然歯にボンディングする瞬間を幻想的に表現した写真

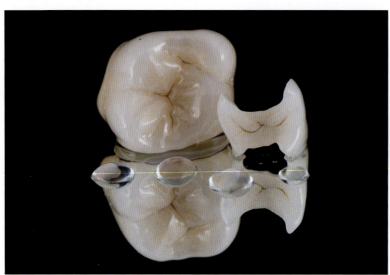
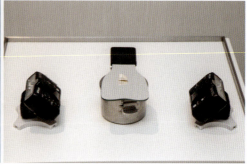

図4 補綴物の美しさを表現した写真（撮影用ボックスは撮影の都合上，外してある）

　撮影方法は，まず天然歯およびボンディングを塗布するチップを固定する．そして，リングフラッシュをカメラから外し，後方からフラッシュを当てる．なお，背景は黒バックになっているが，自動的に黒飛びするので，黒い布などは用いなくとも黒い背景となる．

3 補綴物の美しさを表現した写真

　図4は，補綴物の美しさを表現した写真である．水を加えることによってあたかも水面に浮かんでいるような写真に仕上がったと思う．また図2，3の写真とは違い，図4の写真では影が全くないことに注目してほしい．

CHAPTER 07 特殊写真の撮影

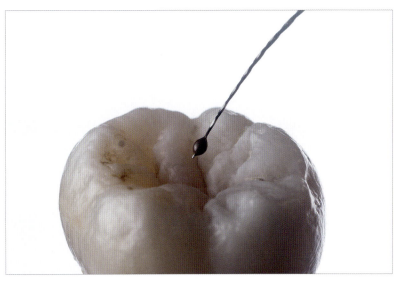
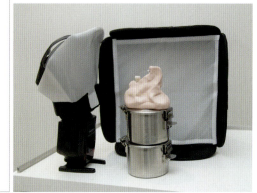

図5　天然歯にステインを施している写真

　撮影方法は，撮影用ボックスを用意し，補綴物を口腔内撮影用ミラーの上に置き，スポイトで水滴を補綴物周辺に置いていく．フラッシュはサイドに置くが，補綴物とは逆向きに設置する．今回は黒バックにしたかったので，背景に黒い布を置いて撮影した．サイドから光が入り，また撮影用ボックスによりバウンスされた光になっているため，影をなくすことができた．

　白バックにしたいのであれば，背景に白い布を置き，後方にフラッシュがもう1つ必要である．

4　簡便に白バックを作る方法

　撮影用ボックスを使用せず，簡便に白バックを作る方法を紹介する．図5は，天然歯にステインを施している様子である．この写真も臨床とは関係ないが，ダイレクトボンディングなどのプレゼンテーションなどに用いることができるであろう．

　撮影方法は，外付けのフラッシュを2つ用意し，それぞれにディフューザーをつける．1つは後方から，1つはサイドから当てて撮影するだけである．

5　クローズアップ写真

　2017年に5-D FST主催の講演会に南米のエクアドルからKenneth Valladares氏を招聘した際，カメラボディに対しレンズを逆向きに取り付けることで，手持ちのレンズが標準レンズであっても，極度にクローズアップした等倍以上の高倍率接写を簡単に撮影する方法が紹介された（図6）．その手法について供覧したいと思う．

　レンズを逆向きに装着すると，当然ながら電子接点の接触がなくなるため，フォーカスはマニュアルとなる．絞り値の変更は，リング自体に絞り環が付いているものであれば適時変更できるが，NikonのGタイプに準拠されるようなマウント部に絞り機構が組み込まれているレンズでは特に工夫が必要である．図7はKenneth氏が推奨する海外製品（電子接点付きのリバースアダプタ）を使用して撮影したものである．

129

II 撮影編

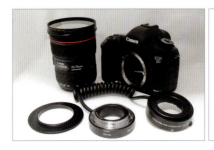
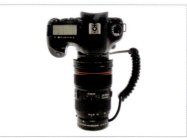

図6　専用のアタッチメントリングが必要となる．NikonやCanonには逆向きにレンズを装着できる，純正のリバースアダプタが用意されている．手持ちのレンズ径によっては，ステップアップリングもしくはステップダウンリングが別途必要となる

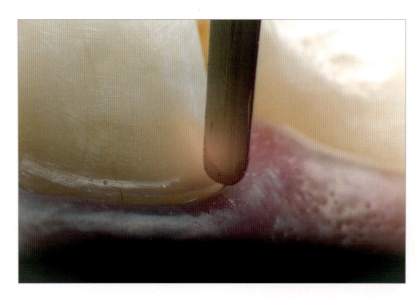

図7　クローズアップ写真
マイクロスコープで撮影したものよりも立体的であり，写真に奥行きと質感を感じさせる

　絞りを設定し，ピントを合わせるには多少技量が必要となるため，カメラが装着されたマイクロスコープを所有している方であれば，そちらで撮影したほうが簡便に感じるかもしれない．しかしながら，この方法で撮影した場合，マイクロスコープで撮影したものよりも奥行きと質感を感じさせる写真が撮影できる．

6　赤唇コントラスト写真

　撮影方法とは異なるが，唇の赤色を強調したエモーショナルな写真の作成方法を解説する．Rawデータを現像する（筆者はPhotoshopのCamera Rawを使用，詳細はIII編Chapter 1を参照）際，赤色の彩度・輝度を高め，その他の彩度を低くするだけで簡便に作成できる（図8）．Rawデータで撮影する必要はあるが，いろいろと応用ができるテクニックで，プレゼンテーションのアクセントにアーティスティックな1枚を挟みたい場合などに有用である．

7　天然歯のオパール効果を表現した写真

　天然歯を薄く削合し，2枚の偏光フィルターを用いて撮影することで，天然歯のオパール効果を表現した写真を得ることができる（図9）．

CHAPTER 07 特殊写真の撮影

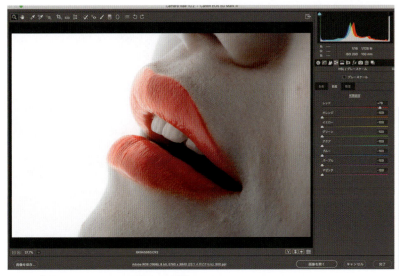
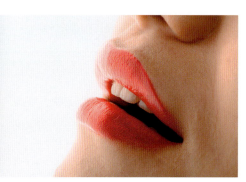

図8 赤唇コントラスト写真と元画像

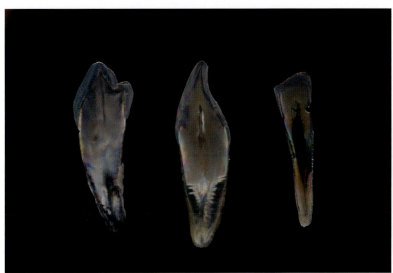
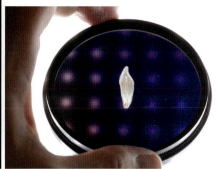

図9 天然歯のオパール効果を表現した写真

まとめ

　最後に紹介したクローズアップ写真と天然歯のオパール効果を表現した写真以外，特殊な機材を用いているわけではない．ただ，フラッシュの強弱，距離，方向によって，写真の露出や色味が大きく変わることを利用しただけである．このような写真は臨床とは直接関係のない写真ではあるが，撮影して活用することで読者の先生方のプレゼンテーションが聴衆を惹きつける一助となれば幸いである．

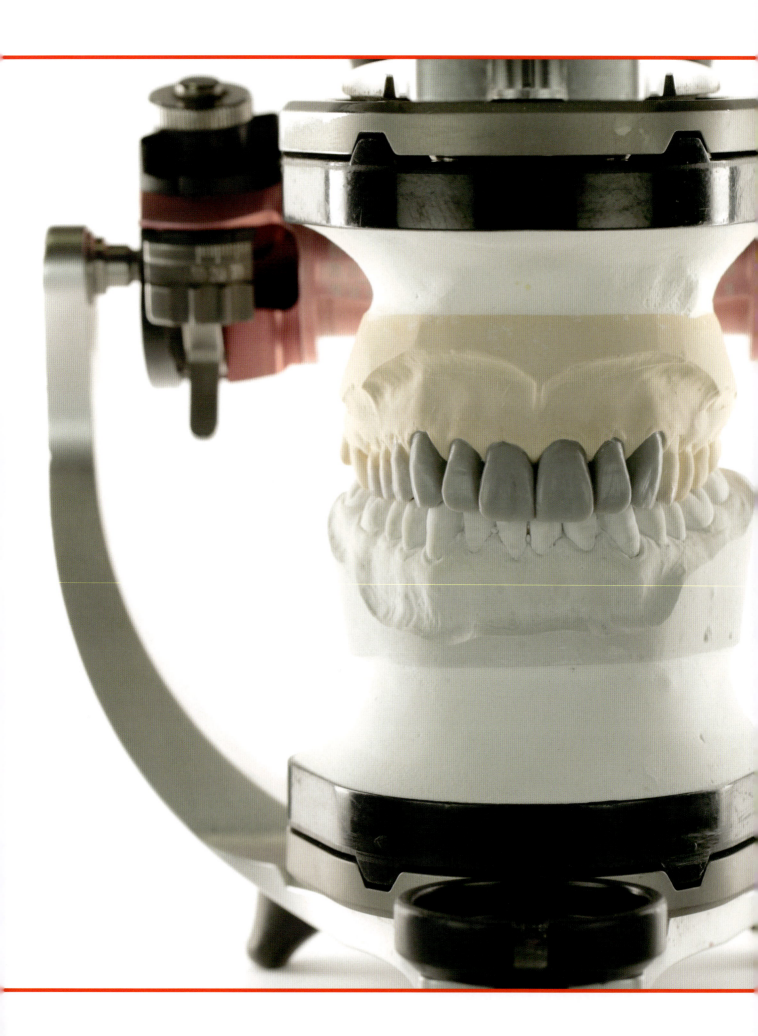

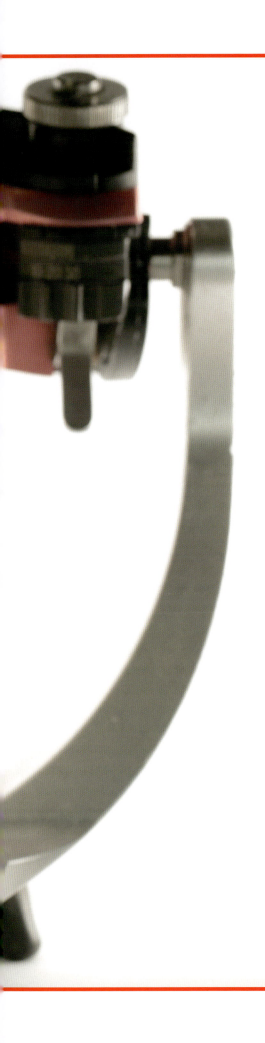

III 活用編

　詳細な設定を行ったとしても，撮影したままの画像では肉眼で見た色味等を忠実に再現するのは難しい．そこで，画像の補正が必要となる．また，臨床写真をプレゼンテーションに用いる方も多いと思われるが，整合性の高いものとするには，一連のスライドで画角や明るさなどが統一された画像を用いることは必須と言っても過言ではない．そして，背景を削除した画像などを用いて特殊なスライドを挿入することで，プレゼンテーションにアクセントやメリハリを加えることも可能である．最後となる活用編では，画像の補正方法から特殊なスライドの作成方法について紹介する．

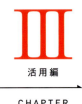

写真の補正

活用編 CHAPTER 01

松本圭史　Yoshifumi Matsumoto

　現在われわれが使用しているカメラは，ほぼ100%がデジタルカメラと言えるのではないだろうか．フィルムカメラはフィルムや現像でコストがかかるうえに，撮影した画像をその場で確認することができないため，現像してから後悔することもあり，一部のプロカメラマンを除いて使用頻度は極端に少ないように感じる．一方，デジタルカメラはその場で確認することができるため，著しく露出の足りない画像を撮影するといった大きな失敗はほぼなくなった．

　しかし，いくらデジタルカメラの質が向上したからといって，自分（術者）が肉眼で見たままの色味を，撮影したままの画像で相手（歯科技工士，患者）に伝えるのは困難である．そこで，写真の"補正"が必要になってくる．補正は専用のソフトを用いて行うため難しいと思われがちであるが，細かい調整はほぼ必要なく，露出や色温度などを調整するだけで十分な質の良い写真に補正することができる．

　Chapter 1では，写真の補正ソフトを使用し，口腔内写真をさらにアドバンスな"魅せる口腔内写真"にする補正方法について解説する．

写真の補正と加工

　学会や講演会などで「この写真は補正しすぎている」「この写真は不自然すぎる」といった声をよく耳にすることがある．たしかに，これらの写真はきれいでインパクトのある写真かもしれない．しかし，見ている人がそう思えたのなら，その写真は"不自然"ということであり，補正ではなく加工された可能性がある．図1に補正と加工の意味を示す．これらからもわかるように，両者では行っている操作が全く異なる．臨床写真では，加工は決して行ってはならない操作であるが，補正は自分が見たまま，感じたままのものを写真に記録しておくためには必須な操作であると言える．たとえば，シェード写真が著しく暗い写真，または色温度がおかしな写真にもかかわらず補正を行わなければ，歯科技工士はその写真で補綴物を製作するしかない．その結果，どのような補綴物になるかは明らかではないだろうか．適度に補正された写真を歯科技工士に送ることは，術者として最低限の"礼儀"であると筆者は考える．

加工	補正
原料や素材に手を加えて，新しいものを作ること	足りないところを補って，誤りを正すこと
・前歯部症例において，前歯の歯冠長を変更する ・セラミックスで補綴された歯を隣在歯の色に合わせて色味を変更する ・歯間乳頭の高さを変更する ・歯頸線の位置を変更する など	・写真の全体的な露出を変更する ・写真全体の色温度を変更する ・写真に写り込んでしまったレンズのゴミを除去する ・レンズによる収差を修正する など

図1　加工と補正

補正ソフト

　写真の補正を行うには，専用の補正ソフトが必要になってくる．いろいろなソフトが市販されているが，主に使用されるのはLightroomとPhotoshop（ともにAdobe）である．両者の違いについてはAdobeのHPにもあるように，Lightroomが現像ソフト，Photoshopが編集ソフトという認識でよいであろう．つまり，1日に撮影したRAW画像を一気に現像したい場合などはLightroomが適しているが，われわれ歯科医師はそれほど多く撮影するわけではないので，Photoshopで編集を行うだけでも十分と思われる．

　ちなみに，筆者はLightroomで編集を大まかに行い，Photoshopで細かい編集を行っているが，本章では誌面の都合上，Photoshopでの編集にフォーカスを当て解説を行っていきたい．

画像の保存形式

1　RAW画像とJPEG画像

　RAW画像については，本書でもこれまでに何度か触れているが，ここで詳しく解説していきたい．RAW画像（Raw image format）とは，未現像のデータ，いわゆる"生"の状態で，フィルムカメラで言えばネガの状態と言える．ネガフィルムを思い浮かべていただくとわかりやすいが，そのままでは写真としてみることはできず，現像という処理が必要となる．デジタルカメラについても同様に，RAW画像は現像を行う必要があり，現像を行ったものがJPEG画像である．両者の画質の差は肉眼ではさほど感じないので，口腔内写真を撮影しているほとんどの方はJPEG形式で撮影していると思われる（図2）．しかし，JPEG画像は補正を行うと画質が大きく低下してしまうため，口腔内写真はRAW形式でも撮影すべきである．両者の利点と欠点を表1に示す．

135

III 活用編

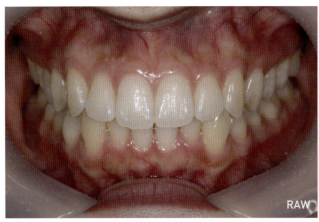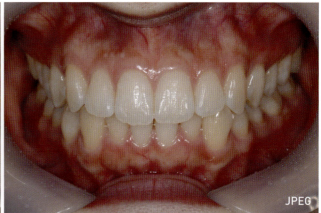

図2 RAW画像とJPEG画像
近年のデジタルカメラにおいては，肉眼ではさほど画質に差がないように見えるが，JPEG画像で補正を行うと画質が大きく低下してしまう

表1 RAW画像とJPEG画像の利点・欠点

	利 点	欠 点
RAW画像	・非常に高画質 ・編集後も画像データが劣化しない	・画像データが重い ・専用の現像ソフトが必要
JPEG画像	・画像データが軽い ・画像データの移動などが手軽にできる	・編集を行うと画質が劣化する ・画質がRAW画像よりも劣る

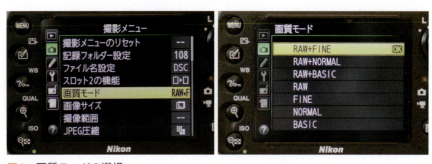

図3 画質モードの選択
「MENUボタン」を押し，「画質モード」を選択する．筆者は「RAW＋FINE」を選択しており，1回のシャッターでRAW画像とJPEG画像の2枚が記録される

2 RAW形式での撮影の設定

　ここでは，筆者が使用しているNikon D600におけるRAW形式での撮影の設定を示す．他のカメラでもボタンの位置などは違うが，設定方法はほとんど同じである．カメラ背面の「MENUボタン」を押し，図3のように「画質モード」を選択する．筆者は「RAW＋FINE」を選択しており，1回のシャッターでRAW画像とJPEG画像の2枚が記録される．筆者はこの設定で撮影しておき，さほど重要ではないデータはJPEG画像だけを残すようにしている．

CHAPTER 01 写真の補正

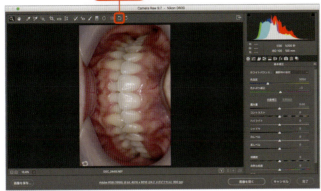
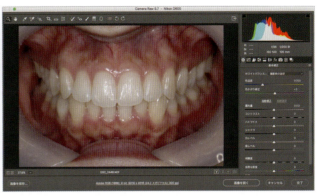

図4　Camera Rawが立ち上がった状態
　まず上の段の◯マークで写真を右回転させ，この画面の表示どおり，上から順に補正を行っていく

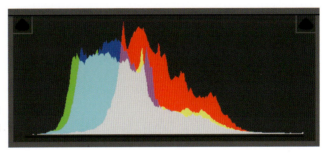

図5　ヒストグラム
　この画像はヒストグラムが左寄りであることから，露出が少し暗めということがわかる

Photoshopでの現像

　Photoshopはプロ向けの編集ソフトであるが，細かい設定や操作を知らなくても現像と補正はできる（筆者も決して得意ではない）ので，その比較的簡便な方法を紹介する．まずRAW画像をPhotoshopで開くと，Camera Raw（Adobe）というソフトが立ち上がる（図4）．このソフトはPhotoshopのプラグインであり，RAW画像の現像ソフトである．筆者はPhotoshopで現像から補正までを行う場合は，Camera Rawで大まかに補正して現像を行い，Photoshopで細かい補正を行っている（先述したが，Lightroomは現像ソフトなので，こちらを用いたほうが細かな現像操作を行うことができる）．以下に，筆者が実際に行っている現像方法を示す．

1　ヒストグラム

　デジタル画像はピクセルという細かい点からなっている．ヒストグラムはピクセルの分布を示したものであり，縦軸に量，横軸に明るさ（左は黒，右は白）を示している．良い写真は"明るすぎず，暗すぎない"写真であり，このヒストグラムの真ん中に"山"があるのが良い写真とされている（図5）．

137

III 活用編

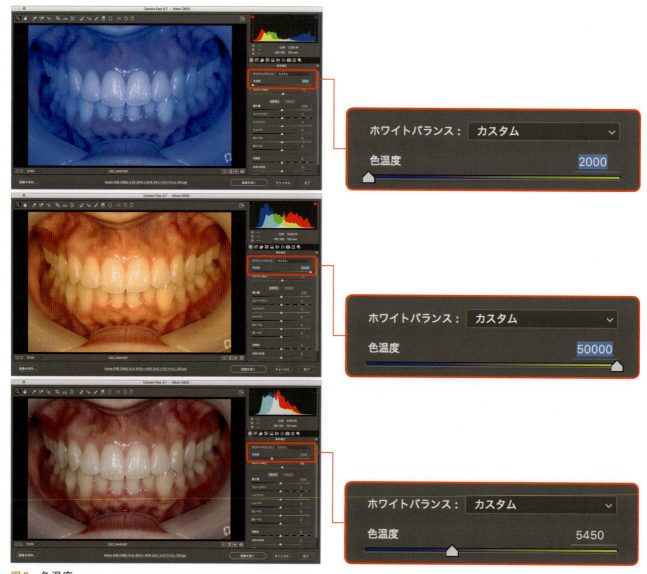

図6 色温度
左にいくと青くなり，右にいくと赤くなる．筆者は5,450 Kあたりに設定することが多い

2 色温度

　左にいけばいくほど青くなり，右にいけば赤くなる（図6）．筆者は5,450 Kあたりに設定することが多い．余談であるが，RAW形式で撮影しておけば現像の段階で自由に色温度を設定できるので，カメラ本体のホワイトバランスの設定はAutoでも十分であり，筆者はAutoに設定して撮影を行っている．

3 露光量

　露光量では，ヒストグラムの中間層が変化する（図7）．これはその名のとおり光量であり，バーを一番左にすると真っ暗になり，右にすると真っ白になる．補正では画像が白飛びしないような露光量に設定する．この操作をJPEG画像で行うと画像が大きく劣化してしまうが，RAW画像ではそのようなことはない．

写真の補正 CHAPTER 01

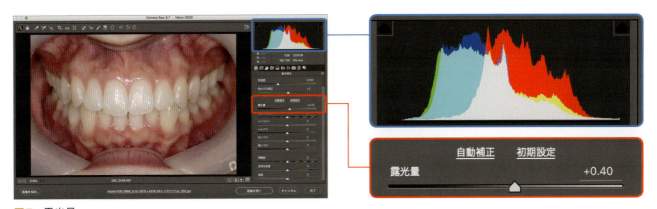

図7　露光量
露光量を補正することで，ヒストグラムの山が真ん中にきている

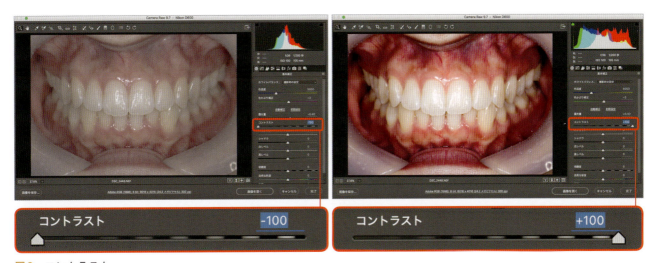

図8　コントラスト
口腔内写真ではコントラストを補正すると不自然な画像になることから，筆者はコントラストの補正については行っていない

4　コントラスト

　コントラストについてはあまり補正を行うと，不自然な画像になる（図8）．筆者は口腔内写真では行っていないが，ポートレートで使用することがある．コントラストは明暗の差なので，ヒストグラムを見ると"山"の広がりに違いがあるのがわかる．全体的に滑らかな山になるように補正を行うと良い．

5　ハイライト，シャドウ，白レベル，黒レベル

　これはヒストグラム上にカーソルをもっていくとわかりやすく，左から黒レベル→シャドウ→露光量→ハイライト→白レベルとなっており，それぞれのピクセルの量が変わる．簡単に言えば，白レベルと黒レベルは写真の白とびや黒つぶれを解消するような画像全体の白黒が大きく変化し，ハイライトとシャドウは細かい箇所が変化する．

139

III 活用編

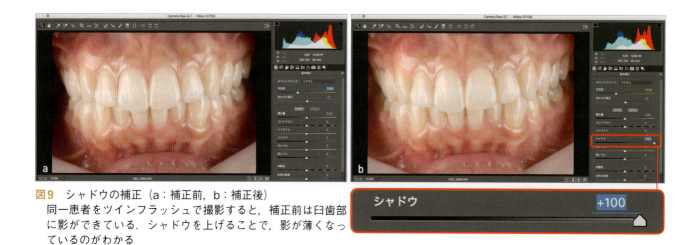

図9 シャドウの補正（a：補正前，b：補正後）
同一患者をツインフラッシュで撮影すると，補正前は臼歯部に影ができている．シャドウを上げることで，影が薄くなっているのがわかる

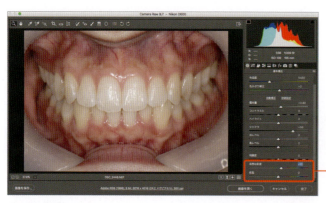
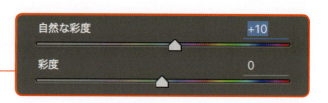

図10 彩度
写真全体の彩度をコントロールしたい場合は「彩度」で，微妙な調整は「自然な彩度」で調整を行う

　筆者はこれらについてはあまり触らないが，口腔内写真の撮影で特にツインフラッシュを用いた場合，臼歯部に影ができてしまうことがあり，そのような時はシャドウの値を上げて補正する場合もある（図9）．

6　明瞭度

　明瞭度とは，コントラストよりも細部で明暗の差が変わる補正であるが，これに関しても補正を行うと不自然な写真になるので，筆者は補正を行っていない．

7　自然な彩度，彩度

　彩度とは色の鮮やかさで，上がれば上がるほど色が濃くなる（図10）．写真全体の彩度をコントロールしたい場合は「彩度」で調整を行うが，微妙な調整は「自然な彩度」で調整を行っている．筆者は写真をモノクロにしたい場合は「彩度」を－100にして，プレゼンや歯科技工士との明度の確認などに用いており，普段の補正は「自然な彩度」で補正を行うことが多い．

写真の補正 CHAPTER 01

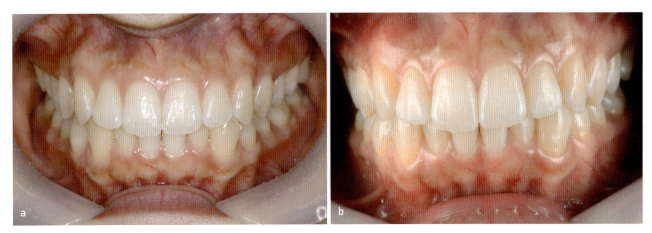

図11　収差
同一患者を100 mmと60 mmのマクロレンズで撮影した．フラッシュが異なるので当然質感も異なるが，60 mmで撮影したもの（b）では収差により画像が歪んでいる

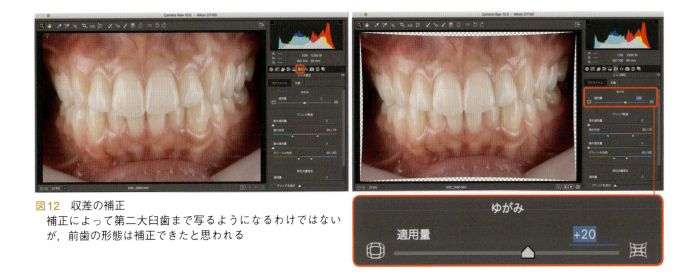

図12　収差の補正
補正によって第二大臼歯まで写るようになるわけではないが，前歯の形態は補正できたと思われる

8　レンズの収差

　焦点距離の短いレンズで撮影を行うと，収差，つまり"歪み"が生じる．収差にもいろいろと種類があるが，それらは誌面の都合により割愛し，収差の補正方法のみを紹介する．図11は同じ被写体を100 mmと60 mmのマクロレンズで撮影したものである．100 mmはリングフラッシュで，60 mmはツインフラッシュで撮影した写真なので，質感は当然異なるが，それ以外に大きさが異なることにお気づきであろうか．100 mmでは第二大臼歯まで撮影されているのに対し，60 mmでは写っておらず，また中切歯の幅は60 mmのほうが大きいように見える．これが収差である．

　「レンズ補正」タブをクリックし，手動を選択する．そして，歪みの適用量を手動で調整するだけである（図12）．

141

Ⅲ 活用編

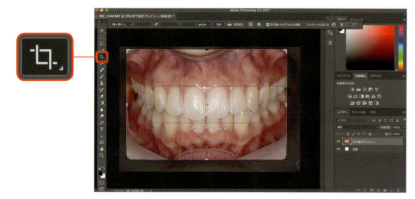

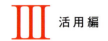

図13 トリミング
現像の解説で用いた写真の不要な箇所をトリミング

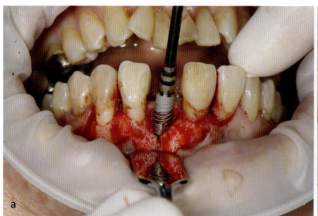
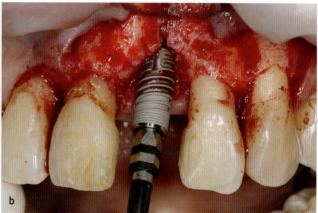

図14 術中写真のトリミング
bの画像は，aの画像を180°回転し，トリミングしたもの

Photoshop での補正

上記の操作が終了したら，下の段の「画像を開く」をクリックすると，Photoshopが立ち上がるので補正操作に移る．筆者はPhotoshopでは，画像の上下または左右の反転，トリミング，写り込んでしまったゴミの除去などを行っている．

1 画像の反転とトリミング

画像の反転は，上のツールバーから「イメージ」→「写真の回転」を選択すると容易に行える．画像の回転をしたい場合は，トリミングツールでカーソルを画像の外にもっていくと自動的に回転に変わる．トリミングではトリミングツールで不要な箇所をカットする（図13）．現像の解説で用いた写真ではあまりわからないかもしれないが，手術中の写真などでは，血のついたグローブや器具などが写り込んでいる場合も少なくない．このような場合はトリミングを行うだけでも質の良い写真になる（図14）．

CHAPTER 01 写真の補正

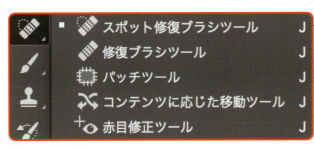
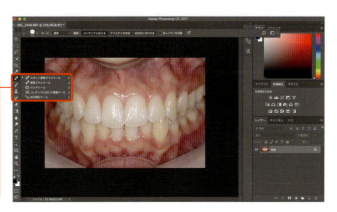

図15 ゴミ除去
「スポット修復ブラシツール」を選択し，除去したいゴミをクリックする

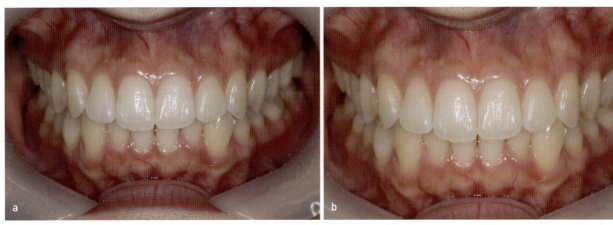

図16 補正前後の比較（a：補正前，b：補正後）

2 ゴミの除去

写真を撮影すると，レンズやシャッターを切った際にゴミが付着することがある．それらを除去することによって，きれいな写真に仕上げることができる．左のツールバーから「スポット修復ブラシツール」を選択し，除去したいゴミの上をクリックすると，容易に除去することができる（図15）．ゴミの除去はぜひ行っていただきたい操作である．

まとめ

本章では，一般的な写真の補正方法を解説した．写真を加工しているのではなく，補正しているのがおわかりいただけたかと思う（図16）．アドバンスな補正方法がまだまだあるかと思うが，筆者はこの程度の補正しか行っていない．しかし，この少しの補正で写真のイメージが大きく変わることもある．この補正操作は歯科臨床とあまり関係ないかもしれないが，筆者は非常に重要と考えている．この機会に，少しでもRAW形式で撮影し，写真の補正を行う習慣を身につけていただければ幸いである．

III 活用編
CHAPTER 02

プレゼンテーションの作り方
～撮影した写真を効果的に用いる方法

中川雅裕　Masahiro Nakagawa

　I編とII編では，これまで写真撮影の基本から審美領域の撮影（口唇や顔貌も含む）について解説を行ってきた．適切な写真を撮影できるようになったら，次はそれらをどのように活かすかを考えなくてはならない．その一つとしてプレゼンテーションを行うことがあげられる．

　プレゼンテーションの目的としてはいろいろなものが考えられるが，バラバラな写真が羅列されたスライドよりは，適切に整理されたスライドのほうがわかりやすく，見ている者への説得力も増すことであろう．

　さて，われわれが用いるPCの基本OSとしてはWindowsとMac OSが一般的であり，症例発表やプレゼンテーションに用いるソフトとしてはそれぞれPowerPointとKeynoteが存在する（Mac OS用のPowerPointもあるが，機能的には劣るようである）．歯科のプレゼンテーションにおいては，簡便な操作性とグラフィックの美しさからKeynoteが選択されることが多いように感じるが，最近のPowerPointは機能が充実してきており，Keynoteとの差はほとんどなく，どちらも使用可能と考えている．

　そこでChapter 2では，プレゼンテーションを作成する際の写真の基本的な取り扱い，美しく整合性のあるプレゼンテーションへの応用の仕方についてまとめていきたいと思う．なお，主に筆者が使用しているPowerPointを用いた解説であることをあらかじめご留意いただきたい．

プレゼンテーションにおける写真の具備すべき条件

　歯科におけるプレゼンテーションにおいて，われわれが最も重視するのは"状況の再現性"である．すなわち，治療には術前から術後という流れがあり，それらを比較検討するためには，同一部位の写真は常に同じ角度・大きさ・明るさを維持していることが要件であり，それらなくしては適切な診断や治療結果の評価に支障をきたすこととなるであろう．

　これまで解説してきた基本的なポイントを意識して撮影を行えば，資料として十分な写真を得ることはそれほど難しくないと思うが，必ずしもすべての写真が十分なクオリティを担保できているとは限らない．そのような場合，種々の補正（明るさや色調），

表1 RAW画像とJPEG画像の利点・欠点

	利　点	欠　点
RAW画像	・非常に高画質 ・編集後も画像データが劣化しない	・画像データが重い ・専用の現像ソフトが必要
JPEG画像	・画像データが軽い ・画像データの移動などが手軽にできる	・編集を行うと画質が劣化する ・画質がRAW画像よりも劣る

調整（トリミングや角度調整）を行うことで，プレゼンテーション全体の整合性を高めることができる．しかし，ここで注意してもらいたいのは補正や調整を行う度にファイルが圧縮され，写真の画質が劣化していくという点である．特にプレゼンテーションソフト上でそれらを行う場合は劣化の程度が著しいため，複数回の補正を必要とする場合は注意が必要となる．

　Chapter 1では，その対策としてRAW形式での撮影を推奨している．すなわち，クオリティの高い写真を得るには，RAW形式（1枚あたり約16 MB）で撮影を行い，それを現像する際に各パラメータの調整を行うことで，ほぼ劣化のない写真を得ることができる．そのため，理想的ではあるが，現実的にはRAW画像はファイルサイズが大きいため，その取り回しの悪さから積極的にRAW形式で撮影を行っている方は決して多くないのではなかろうか？　一方，一般的に用いられているJPEG画像は，CMOSセンサーなどで感知された生のデジタルデータをカメラ内の画像処理エンジンで自動的に現像したものである．注意しなければならないのは，Medium-Fineの設定で撮影された写真が約5 MBであることを考えると，すでにカメラ内で約1/3までの圧縮が行われており，データの劣化が起こっているということである（**表1**）．

　以上をまとめると，すでに圧縮され劣化しているJPEG画像を用いる場合は

① プレゼンテーションソフト上での補正回数を可能な限り少なくする

② やや煩雑にはなるが，ほぼロスのない画像が得られるPhotoshopをはじめとする外部ソフトで補正を行った後，プレゼンテーションソフト上に張り付ける（**図1**）

など，それ以上の画質の劣化を防ぐ配慮が必要となろう．

　現実的には，ある程度の適切な色調と画角を備えた写真（5 MB程度）であれば，プレゼンテーションソフト上での最低限の補正（トリミング，反転，多少の色調調整など）を行ったぐらいでは明らかな画像の劣化を感じることは少ないというのも事実である．むしろ，筆者が講演などを行う際は，その会場のプロジェクターの機能がボトルネックとなって本来の画像のクオリティを映し出せないことが数多くある．

　これらのことから，JPEG画像を用いるのであればその前提としてセッティング（Ⅰ編Chapter 2参照）を適切に行い，補正回数が最小限となる写真を撮影することが最も重要であろう．

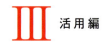

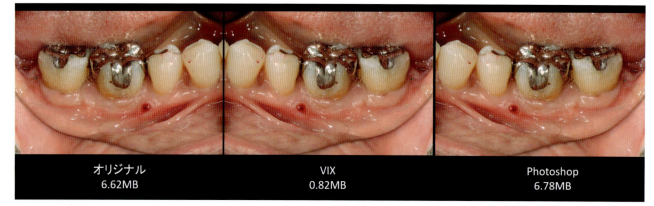

図1 画質劣化の例
ミラー撮影を行った写真（左）の補正．フリー画像閲覧ソフト（Vix）で反転させた写真（中央）は1/8まで圧縮されている．Photoshop（最高画質）で反転させた右の画像はファイルサイズに変化がなく，クオリティは維持されている．PCモニター程度の大きさでは両者の差はそれほど明瞭ではないが，より大きなスクリーンに投影する場合や書籍・雑誌などの紙媒体に掲載する場合は，写真のクオリティ（ファイルサイズ）がその仕上がりに大きな影響を与える

プレゼンテーションに整合性をもたせるための補正

　筆者はWindows 10でMicrosoft PowerPoint 2013を使用している．前述のとおり，ある程度のクオリティが担保されている写真を前提とするならば，PowerPoint内での補正による画質の劣化は許容範囲内であり，また操作自体が簡便であることを考えると現実的な方法と考えて差し支えないであろう．一方，画像の歪みや角度の補正，あるいは詳細な色調補正などはPowerPoint上では不可能であり，Photoshopなどの外部の補正ソフトに頼る以外に術はない（詳細はChapter 1参照）．

　ここからは筆者が日常的に用いている，いくつかの具体例について述べていきたい．なお，一部機能（回転時のフレーム修正など）に関しては，PowerPointではできなくてもKeynoteでは可能となるものもあり，弾力的に読んでいただけると幸いである．

1　簡単な色調補正とトリミング

　歯科における撮影では，咬合面観や側方面観などミラーを使用する場合が多い．前述したように，ミラー撮影や口腔内に金属が多い場合，あるいは外科術式の撮影などでは同じ設定と画角で撮影を行ったとしても暗い写真となるため，微調整を行いながら撮影することが求められる（具体的には，筆者は完全マニュアル設定で，F 22を限度として絞り，絞り値を大きい方向へ調整している）．しかし，不適の度合いがそれほど大きくなければ，PowerPoint内で最小限の補正を行う形で問題はない（図2, 3）．

CHAPTER 02

プレゼンテーションの作り方
~撮影した写真を効果的に用いる方法

図2 PowerPointによる補正

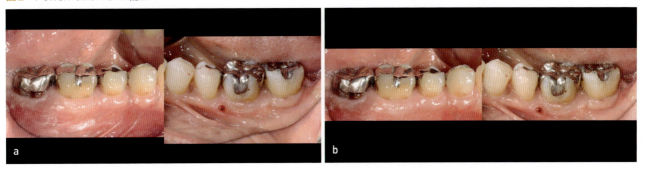

a, b：写真が適切に撮れている場合，トリミングと若干の色調補正を行うことで容易にスライドを作ることができる

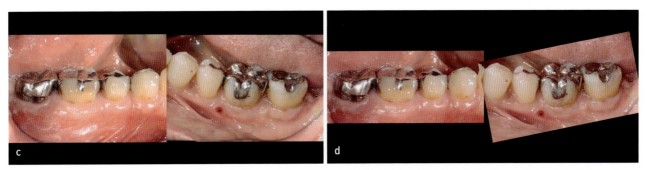

c, d：一方，角度が曲がってしまった場合，水平面を合わせるには画像を回転する必要があるが，PowerPoint内で行うとフレームごと回転してしまう．このように画像を回転させる必要がある場合，筆者はPhotoshopを用いて行っている

図3 Photoshopを用いた補正

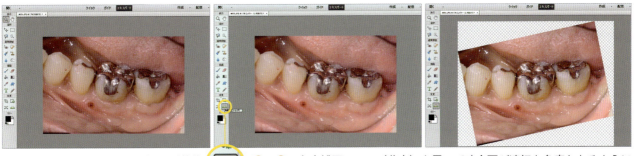

❶：写真をPhotoshopに取り込んだ状態　❷, ❸：角度補正ツール（黄丸）を用いて咬合面が適切な角度となるように補正を行う

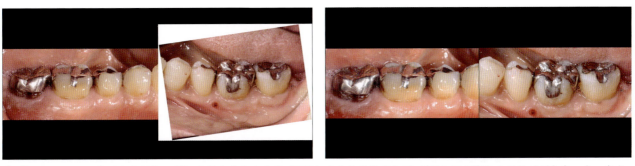

❹, ❺：PowerPoint内でのトリミングにより左右の大きさ（画角）を合わせることで，バランスの取れたスライドとなった．なお，Keynoteではこのプロセスが自動的に可能となる．前歯部におけるインサイザルラインの修正も同様に可能である

III 活用編

図4 スポット修復

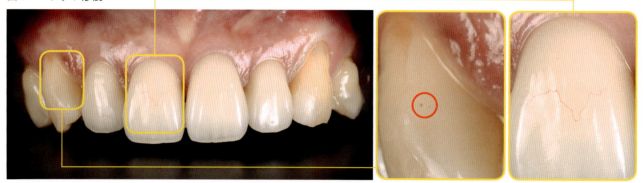

❶〜❸：2⏌⏌2 の4前歯をセラミックスで修復した術後の正面観．注意はしていたが，1⏌ に赤い繊維，⏌3 にはレンズの汚れが写り込んでしまった

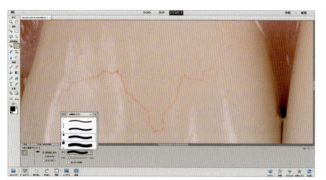

❹：まずPhotoshopにて対象部位を拡大する．左側の「スポット修復ブラシツール」をクリックすると，修復ブラシのサイズを選択することができる．このケースでは9 ptを選択した

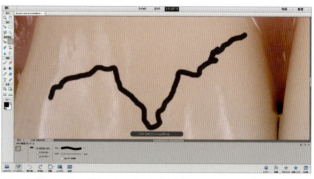

❺：修復ブラシで消したい部分を慎重にトレース（左クリックを継続してマウスを動かす）し，修復範囲を明示する

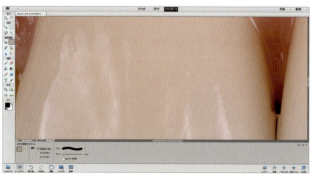

❻：クリックを離すと，赤い繊維がきれいに除去されている

2 写真の汚れを取る 〜カメラやレンズの埃や汚れを除去する〜

　基本的にカメラやレンズには防塵対策がなされており，通常，内部には埃などが入らない構造となっている．また，レンズ交換の際もその点については細心の注意を払っている．しかし，ゴミなどが写り込んでいたり，あるいは繊維などが歯や歯肉の上に載ったまま撮影してしまうと，後で撮影した写真を見て頭を抱えることとなる．そのような時の対処法（スポット修復）を図4に示した．

CHAPTER 02 プレゼンテーションの作り方
～撮影した写真を効果的に用いる方法

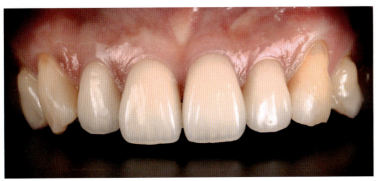

❼：3|，その他の小さな汚れに対しても同様の処置を行い，補正が完了した状態．汚れのない美しい写真へと改善された

図5　角度の修正

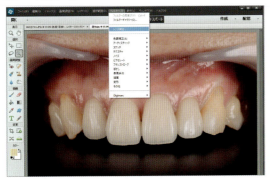

❶：「フィルター」→「レンズ補正」をクリック

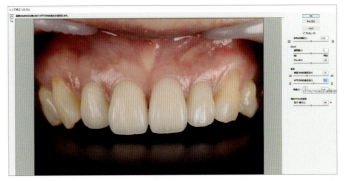

❷：右側に各パラメータの調整項目が現れ，垂直・水平・回転の方向の補正が可能となる．図はバランスを考えながら7割程度調整したところ

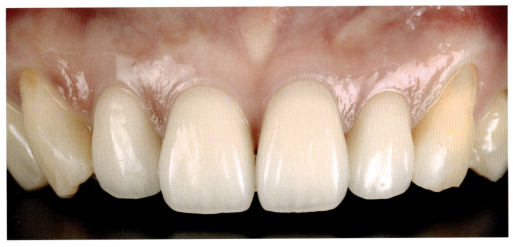

❸：補正後．補正前と比較すると，正面から撮影された角度に補正できている．微妙な補正ではあるが，審美領域などでは治療の評価を行ううえで重要である

3　不適切な撮影方向を修正する　～正面から撮影された写真に改善したい～

　先ほどスポット修復を行った後の画像（図4-⑦）をよく見ると少し切端側から，そして左側から撮影されていることがわかる．もし顔貌の正中と歯牙の正中が一致している場合，この写真は本来の角度で撮影されていないことになる．筆者もこのような写真でプレゼンテーションの整合性が崩れてしまい，苦労した記憶がある．可能であれば補正を行って，正しい角度を再現できればより望ましい．これもPhotoshopを用いれば比較的容易に補正が可能となる（図5）．特に経時的な比較を行う際，微妙なズレや歪み

149

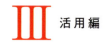

III 活用編

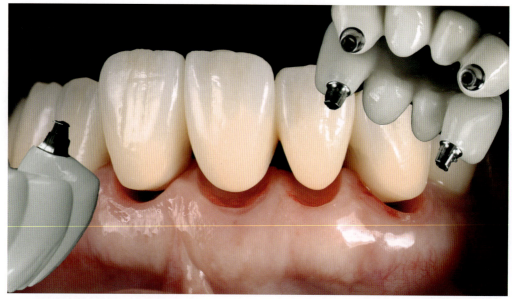

図6 "加工"と"補正"の違い
加工は言わば"捏造"であり，捏造はノンフィクションたる自然科学＝サイエンスにおいては最も忌み嫌われるアンフェアな行為であるため，歯科のプレゼンテーションには不必要な行為である

図7 画像を重ね合わせた特殊なスライド
「背景の削除」を用いて画像の重ね合わせを行うことで，1枚のスライドに大きな複数の実像と重要な情報を提示することが可能となる．レイアウトは個人の感覚であるため，他のスライドと同様に正解は存在しない．これらを"加工"と見なして毛嫌いする方もいるが，個人的にはアクティブな"補正"（＝オリジナル写真からの抽出）であり，決して現実を捻じ曲げてはいないと考えている

の補正ができれば全体の整合性が得られ，プレゼンテーションの説得力も増すことであろう．この程度の修正はChapter 1で述べた"補正"の範囲内であると考えている（図6）．くれぐれも"加工"の範疇までは手を加えないように注意していただきたい．

4 背景の色を削除する（透明化）〜実像だけを抽出する〜

図7はPowerPoint上で「背景の削除」を行った後，いくつかの画像を重ね合わせた特殊なスライドであるが，1枚で装着時の軟組織の状態，ポンティック基底面，および補

CHAPTER 02 プレゼンテーションの作り方
～撮影した写真を効果的に用いる方法

図8 背景の削除

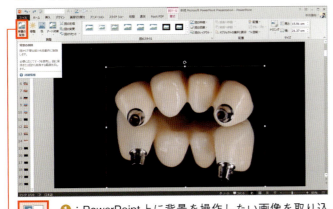
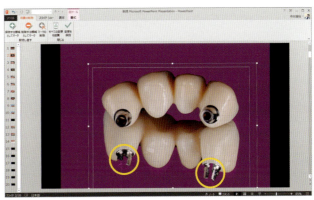

❶：PowerPoint上に背景を操作したい画像を取り込み，ダブルクリックすると，左上に「背景の削除」が出現する（赤枠）

❷：コントラストが明瞭な場合，この作業のみで背景カットがおおむねなされているが，金属色などコントラストが低い部分は削除の選択となっていない（黄丸）

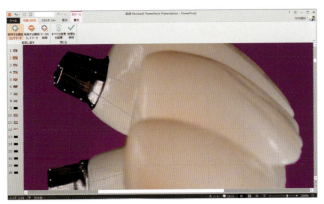
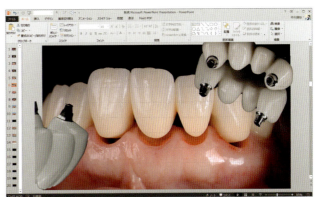

❸：細かい部分は写真を拡大して，削除と保持する部分の指定を行うことが望ましい

❹：背景を削除した画像を目的に応じて調整～配置し，レイアウトを決定する

綴物のインプラント唇側部プロファイルを観察することができる．このように重ね合わせを行うことで，各写真の余白を意識する必要のないレイアウトが可能となるが，この場合，別のスライドには全体像を把握しやすい異なる写真を提示するなどの使い分けが必要である．これらは言わば，プレゼンテーションにメリハリをもたせるための一つの"仕掛け"と考えている．ここでは「背景の削除」について解説したい（図8，注意点は章末のColumn参照）．背景がすでに黒の場合など，実像とのコントラストが明瞭な場合は，それらの境界がPowerPoint上で認識されやすいため，比較的容易に背景の操作が可能である．

なお，このようなスライドを作成する，あるいは講義や講演で用いるかは一連のカンファレンスや学会の性格，自分の立ち位置，あるいは個人の嗜好に依存すると思われるため，興味のない方は読み飛ばしていただけると幸いである．

151

III 活用編

図9 背景色の変更

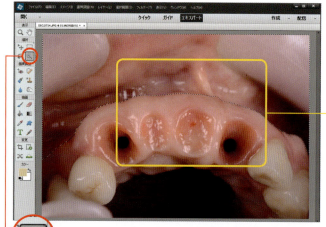
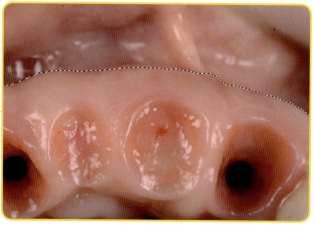

❶:インプラントブリッジ装着前の顎堤の保存状態を少し強調して供覧することとした．顎堤より唇側部分を「クイック選択ツール」（赤丸）を用いてレイヤー指定する

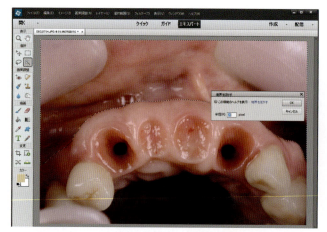
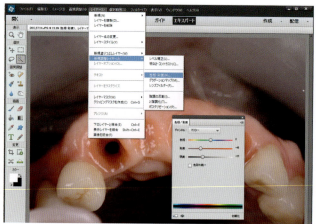

❷:「選択範囲」→「境界をぼかす」の順に操作し，境界をファジーにする（この画像では30 pixel）

❸:「レイヤー」→「新規調整レイヤー」→「色相・彩度」の順で進み，選択しているレイヤーを任意の色へ変更する．図では明度と彩度を低下させている

5 背景の色を変更する 〜強調したい部分のアピール〜

コントラストが弱い（境界が不明瞭な）場合，前述の方法ではきれいに切り取るのがたいへん難しい．目的とする対象と背景の境界が明瞭ではないため，無理に切り取ると辺縁が不自然な画像となってしまう．それならば，ファジーな状態で意図する部分を強調するほうがベターだと筆者は考えている．図9, 10にその一つの例をあげた．

まとめ

本章では，より整合性の高いプレゼンテーションにするため，筆者がよく用いているいくつかの方法について解説を行った．基本的には最小限の補正で済むクオリティの高

プレゼンテーションの作り方
~撮影した写真を効果的に用いる方法

CHAPTER 02

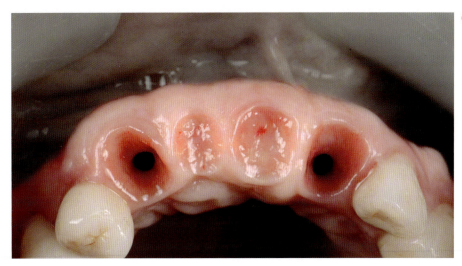

❹：補正前と比較すると，不自然にならない程度に目的とする顎堤部分の強調が達成されている

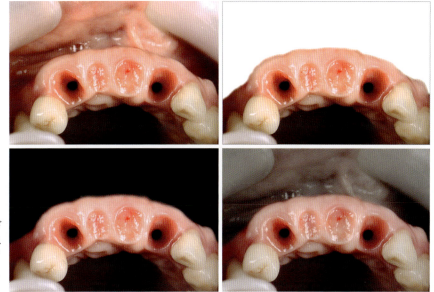

図10 レイヤー部分をより一般的な白，もしくは黒に変えた写真も供覧する．個人的には今回解説した右下の写真が落ち着いていて好みであるが，いずれの色が適しているかはスライドのレイアウトや背景色によっても変わってくるであろう

い写真を撮影できるように，最大限の注意を払うべきではあるが，意図せず不出来の写真を用いらざるを得ない場合でも，各種ソフトの力を借りることでプレゼンテーションのクオリティを維持できることは，われわれにとって大きな福音ではないだろうか？

本章の後半で提示した背景の削除からの重ね合わせなどは必要ないと言われることも少なくない．しかし，われわれチームとしてのスタンスは，現実を歪曲させない場合に限り，プレゼンテーションのアクセントとなる，あるいは説得力を増すためのアピールとして，これらの補正は適切であると考えている．繰り返しとなるが，補正＝correction，加工＝cheatであることは十分に認識しているつもりである．

読者の先生方もこれらの手法をぜひ活用し，素敵なプレゼンテーションを創造していただければ幸いである．

153

背景を削除するときの注意事項

　筆者は前歯部の撮影を行う場合，コントラスター（俗にいう黒バック）を用いることが多い．それによりコントラストが明瞭となり，インパクトのある画像とすることができる．

　ただ一点，留意しておきたいことがあるとすれば，それは切端近くの歯の厚みが薄い部分では背景となるコントラスターの色調が透けてくるという点である．スライドの背景が黒ベースのプレゼンテーションであればさほど問題とならないが，最近（2018年当時）流行りのスライド背景を白ベースとするプレゼンテーションの場合，背景の削除を用いると切端付近が黒いため不自然な違和感を覚えることが多い（図A）．実際のスライドではその点を考慮したうえで，背景の色を含めてレイアウトを決定する必要がある．

　ちなみに筆者の場合，スライドの背景は黒ベースがほとんどである（図B）．白ベースのスライドは，文字だけのスライドの場合，あるいは文献を紹介する場合など一部に限られていることを付け加えておきたい（図C）．単なる嗜好の問題ではあるが，己の感性がそうさせている．

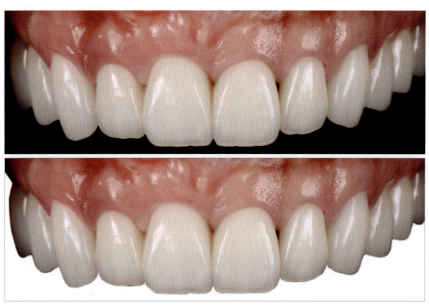

図A　黒バックの写真の背景を削除すると切端付近が黒いため，白ベースのスライドに用いると不自然な違和感を覚えることが多い

COLUMN

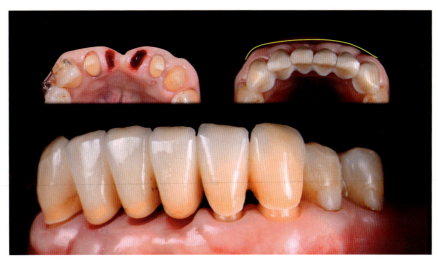

図B 筆者の黒ベースのスライド

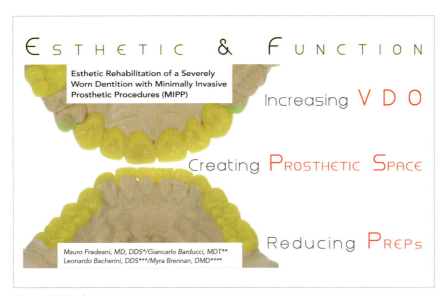

図C 筆者の白ベースのスライド

臨床写真 Q & A

ここでは，臨床写真を撮るうえで，筆者らがよく質問を受ける事項についてQ & A形式でまとめた．本書で詳しい内容が記載されている事項については頁数を記したので，参考にしていただけると幸いである．

Q1 どのカメラを購入すれば良いですか？

A 撮りたい写真によって必要なカメラは異なりますので，まずはどのような写真を撮りたいのかを決めましょう（17〜20頁参照）．

- リングフラッシュで規格写真を撮影したい場合は，一眼レフカメラであればそれほど差はないので，安価で軽いエントリークラスのDXフォーマット（APS-Cサイズ）のカメラでも良い．
- ツインフラッシュで審美領域を撮影する場合は，ミドルクラスのFXフォーマット（フルサイズ）のカメラを揃えたい．

Q2 レンズの選択基準はありますか？

A カメラのフォーマットに応じて選択する必要があります（21頁参照）．

- FXフォーマットのカメラでは焦点距離が105 mm程度のマクロレンズ，DXフォーマットのカメラでは90 mm程度のものがよい．
- 前歯の細部を表現したい場合は60 mmのマクロレンズを用いて接写することもある．
- 顔貌写真の撮影には50 mmの単焦点レンズがあると良い（106, 107頁参照）．

Q3 フラッシュは何を購入すれば良いですか？

A カメラメーカーの純正のフラッシュを購入すれば，まず間違いありません．

- リングフラッシュ，ツインフラッシュともメーカー純正のものを選ぶと良い．なお，Nikon製のリングフラッシュは市販されていないので，カメラがNikonの場合はシグマ製のリングフラッシュを選ぶことが多い．

Q4 新しいカメラで撮影したところ，画像が暗くなってしまいました．

A カメラの設定を見直しましょう（39頁参照）．

- 絞り値をF 25前後で撮影し，それでも暗い場合は絞り値を下げる．
- 露出ボタンをプラスに調節する．
- フラッシュの発光量を増やす．

Q5 撮影した画像が実際の色調とは異なります．

A ホワイトバランスの設定を確認してみましょう（36〜38頁参照）．

- ホワイトバランスのAutoを微調整する（赤く写る場合は緑色寄りに，黄色く写る場合は青色寄りに，青く写る場合は黄色寄りに設定する）．
- ホワイトバランスをマニュアルで5,000〜5,500 Kに固定する．
- RAW形式で撮影しておくと，現像時に画像の色味を調整することができる．

Q6 歯の表面が上手く写りません．

A リングフラッシュで撮影している場合はツインフラッシュに変更してみましょう（94〜96頁参照）．

- リングフラッシュでは強い直線的な光が歯に当たって反射するため，歯の表面の微細な色調を表現することは難しい．ツインフラッシュであれば，サイドから柔らかい光が当たるため，白飛びなどが起こらず，色調などを表現することができる．
- 微細な構造を写したいのであれば，60 mmのマクロレンズを用いて接写する．

Q7 撮影した画像の整理はどうしたら良いですか？

A 患者名などでフォルダを作成し，その中で日付のフォルダで管理するとわかりやすいと思います．

- 筆者は，患者名（例：「た 丹野 努」）のフォルダを作成し，さらに撮影した日付のフォルダ（例：「20180924」）を作成してその中に画像を入れて管理している．また，RAWデータなどは容量が大きいため，PCのハードディスクでは容量がすぐにいっぱいになってしまう．画像の紛失等を防ぐためにも，数個の外付けハードディスクにコピーを保存しておくことをお勧めする．

索 引

あ
明るさ ……………………………… 30, 39
アドバンステクニック ………………… 100
一眼レフカメラ ………………………… 16
色合い …………………………………… 39
色温度 …………………………… 36, 138
エントリークラス ……………………… 17
オートフォーカス ……………………… 35
オパール効果 …………………………… 130

か
角度の補正 ……………………………… 146
加工 ……………………………… 134, 150
顔貌写真 ………………………………… 106
記憶色 …………………………………… 18
規格写真 ………………………………… 42
記録色 …………………………………… 18
クリップオンフラッシュ ………… 108, 111
グレーカード …………………………… 38
クローズアップ写真 …………………… 129
黒バック ……………… 64, 82, 122, 124, 154
現像 ……………………………………… 137
口腔内撮影用ミラー ………… 24, 63, 82, 86
咬合器 …………………………………… 88
口唇撮影 ………………………………… 119
ゴースト ………………………………… 24
固定値 …………………………………… 38
コントラスター ………………… 26, 64, 92
コントラスト …………………………… 139

さ
彩度 ……………………………… 69, 140
撮影モード ……………………………… 33
シェードガイド ………………… 69, 70, 72
シェードテイク ………………… 68, 72, 75
色相 ……………………………………… 69
絞り値 …………………………… 30, 33
シャーカステン ………………………… 82
シャッタースピード …………… 32, 33
シャドウ ………………………………… 139
収差 ……………………………… 21, 141
焦点距離 ………………………… 21, 80, 94, 141
白バック ………………… 83, 122, 124, 129
審美領域 ………………………… 59, 94
水分のコントロール …………………… 100
スティップリング ……………………… 126
スポット修復 …………………… 143, 148
鮮鋭度 …………………………………… 17

た
単焦点レンズ …………………………… 107
ツインフラッシュ ……… 22, 80, 84, 96, 116
ディフューザー ………………… 28, 80, 98
トリミング ……………………… 142, 147

は
ハイエンドクラス ……………………… 17
背景色の変更 …………………………… 152
背景の削除 ……………………………… 150
バウンサー ……………………… 28, 80, 98
反転 ……………………………… 142, 146
被写界深度 ……………………………… 31
ヒストグラム …………………… 34, 137
フォーマット …………………………… 19
フラッシュブラケット ………………… 27
フルサイズ ……………………………… 19
プレゼンテーション …………… 144, 151, 154
偏光フィルター ………………………… 70
変動値 …………………………………… 38
補正 ……………………………… 134, 150
ボックス ………………………… 82, 85
補綴物 …………………………… 78, 128
ポートレート …………………… 110, 123
ホワイトバランス ……………… 36, 138
ボンディング …………………………… 127

ま
マクロレンズ …………………… 20, 21
マニュアルフォーカス ………… 35, 58
ミドルクラス …………………………… 17
明度 ……………………………………… 68
目標歯 …………………………………… 72
モノブロックフラッシュ ……………… 111

ら
リトラクター …………………… 25, 63
リングフラッシュ ……… 22, 80, 84, 96
臨床写真 ………………………………… 7
レンズ補正 ……………………………… 149
露光量 …………………………………… 132
露出 ……………………………………… 33
露出補正 ………………………………… 34

わ
ワイヤレスフラッシュ ………………… 82

欧文
5枚法 ……………………………… 42, 43, 59
12枚法 …………………………… 42, 52
APS-C サイズ …………………………… 19
DX フォーマット ………………… 19, 20
FX フォーマット ………………… 19, 20
F 値 ……………………………………… 30
ISO 感度 ………………………………… 34
JPEG ……………………………… 35, 135, 145
RAW ……………………………… 35, 135, 145
TTL 自動調光 …………………………… 38

魅せるプレゼンテーションのための
歯科臨床写真の撮り方　　　　ISBN978-4-263-44561-7

2019年8月25日　第1版第1刷発行
2024年6月20日　第1版第3刷発行

著者　中　川　雅　裕
　　　丹　野　　　努
　　　上　妻　和　幸
　　　菊　地　康　司
　　　松　本　圭　史
　　　伊　藤　和　明
発行者　白　石　泰　夫
発行所　医歯薬出版株式会社

〒113-8612 東京都文京区本駒込1-7-10
TEL. (03)5395-7638(編集)・7630(販売)
FAX. (03)5395-7639(編集)・7633(販売)
https://www.ishiyaku.co.jp/
郵便振替番号　00190-5-13816

乱丁，落丁の際はお取り替えいたします　　印刷・三報社印刷／製本・皆川製本所
© Ishiyaku Publishers, Inc., 2019. Printed in Japan

本書の複製権・翻訳権・翻案権・上映権・譲渡権・貸与権・公衆送信権（送信可能化権を含む）・口述権は，医歯薬出版(株)が保有します．
本書を無断で複製する行為（コピー，スキャン，デジタルデータ化など）は，「私的使用のための複製」などの著作権法上の限られた例外を除き禁じられています．また私的使用に該当する場合であっても，請負業者等の第三者に依頼し上記の行為を行うことは違法となります．

JCOPY <出版者著作権管理機構 委託出版物>
本書をコピーやスキャン等により複製される場合は，そのつど事前に出版者著作権管理機構（電話03-5244-5088, FAX 03-5244-5089, e-mail:info@jcopy.or.jp）の許諾を得てください．